SingLiesel

Autorinnen:
Ute Dahmen, Annette Röser

Satz und Gestaltung:
Röser MEDIA GmbH & Co. KG, Karlsruhe

Druck:
CPI books GmbH, Ulm

Printed in Germany

ISBN 978-3-944360-82-9

www.singliesel.de

Mein Vater und die Gummi-Ente …

Demenz

Angehörige erzählen

SingLiesel Verlag

Immer wenn wir lachen,
stirbt irgendwo ein Problem.

Inhalt

Die Geschichten basieren auf Interviews mit Angehörigen, Pflegekräften und Experten. Ein Teil der Interview-Partner bat um Anonymität. Diesem Wunsch haben wir natürlich entsprochen. Die Interviews wurden von der Journalistin und Autorin Ute Dahmen und der Verlegerin Annette Röser, die selbst betroffene Angehörige ist, geführt.

Zu Gunsten der Übersichtlichkeit wurden nur die Geschichten von Annette Röser namentlich gekennzeichnet. Alle anderen Geschichten stammen von Ute Dahmen.

Wie es zu diesem Buch gekommen ist

Ein Seufzer entfuhr meiner Mutter, als sie in die Plastikblumen griff und die Hand dabei völlig unerwartet in Wasser tauchte. Dicke Tropfen waren schon seit einiger Zeit immer wieder auf dieselbe Stelle des Teppichs getropft, er war ganz nass geworden. Der gute alte Onkel Julius musste die Plastikblumen, die von der Sonne ganz ausgebleicht waren, schon länger großzügig mit Wasser versorgt haben.

Wir Kinder kicherten natürlich nur über den gutmütigen Großonkel, und ich kann mich nicht erinnern, dass sein Zustand irgendjemandem große Sorgen bereitet hätte. Er selbst kümmerte sich zeitlebens umständlich, aber rührend um seine nervenkranke Frau innerhalb des für beide durch Familie, Nachbarschaft und Nähe sehr selbstverständlich gespannten Netzes.

An Heiligabend spielten wir Kinder den beiden immer Weihnachtslieder auf der Blockflöte vor. Meine größte Sorge dabei war, dass ich dem Blick meines Bruders begegnen würde – dann würden wir nämlich so laut losprusten, dass das fromme Flötenspiel zum Teufel wäre, und das wollte ich den armen alten Leutchen, die sogar ein Herz für Plastikblumen hatten, nicht antun.

Wenn man Julius gefragt hätte: Aber Julius, warum gießt du denn Plastikblumen?, hätte er wahrscheinlich lächelnd geantwortet: Man kann ja nie wissen … Und hatte er damit nicht sogar recht? Lieber einmal eine Plastikblume zu viel gießen, als eine echte Blume verdursten lassen …

War er vielleicht gar nicht dement, sondern ein Philosoph?

Was ist Demenz? Wo fängt sie an? Ab wann kann man von Demenz sprechen? Wie dement muss jemand sein, damit er „krank" ist?

Die medizinische Seite ist die eine, die Alltagsbewältigung die andere. Jeder Betroffene hat seine eigene Demenz, und Demenz ist nicht jeden Tag gleich, sie beginnt nicht mit einem Unfall, sie ist für Angehörige ganz schwer zu erkennen, oftmals kann man erst im Nachhinein sagen: *Ja, damals hatte es wohl schon begonnen, aber wir konnten es natürlich noch nicht wissen.*

Überhaupt, *Angehöriger werden* – ab wann ist man ein Angehöriger? Wer macht einen zum Angehörigen? Sobald man Verantwortung übernimmt als Angehöriger eines demenzkranken Menschen, beginnt eine neue Dimension im Leben, auf die man sich in den meisten Fällen nicht neun Monate lang vorbereiten kann. Sie schleicht sich in den eigenen Alltag, zunächst unbemerkt – und plötzlich wird nichts mehr planbar, obwohl gerade im Umgang mit demenzkranken Menschen immer mehr geplant werden muss.

Die Zeit der Begleitung eines demenzkranken Menschen ist für die meisten extrem belastend. Und immer mehr Menschen werden heute mit dieser Situation konfrontiert, immer mehr Menschen werden zu Angehörigen.

Ratgeber gibt es inzwischen viele. Aber was manchmal ebenso nottut wie fachmännischer Rat, ist die Erkenntnis, dass es vielen anderen auch so geht. Dass mein Onkel nicht der Einzige ist, der Plastikblumen gießt. Dass ich nicht die Einzige bin, die fast die Nerven verliert, wenn mich meine Mutter zum zehnten Mal innerhalb von fünf Minuten fragt: Fährst du mich jetzt nach Hause? Dass auch andere mit Glücksspiel-Abos zu kämpfen haben oder schlucken müssen, wenn der demente Vater im Heim plötzlich mit seiner Flurnachbarin kuschelt. Und dass es keineswegs ein schlechtes Heim sein muss, wenn dort mal nachts die Gebisse vertauscht wurden.

Wir müssen mehr voneinander erfahren – die Angehörigen, die Pflegenden, die Betreuenden.

Deshalb möchten wir mit diesem Buch einen Raum schaffen für all die kleinen und großen Geschichten, die Menschen erleben, die Betroffene begleiten: neben den schmerzlichen auch die rührenden und die komischen, die Geschichten, die uns spüren lassen, dass der Umgang mit Menschen mit Demenz nicht nur Last, sondern auch Bereicherung sein kann.

Und vielleicht schmilzt damit auch unsere Furcht vor der Zeit, in der wir selber so weit sind …

Annette Röser

Vorwort

„Ich liebe Menschen, die mich zum Lachen bringen. Lachen heilt eine Vielzahl von Krankheiten und ist wahrscheinlich das Wesentliche, was einen Menschen ausmacht", befand die bezaubernde Schauspielerin Audrey Hepburn.

Sie hatte Recht. Wir alle lachen gerne, genießen dieses Gefühl von Freude, Leichtigkeit, Spontanität, Glück. Und wir sehnen uns danach, wenn uns gerade nicht zum Lachen ist. Wenn wir traurig sind, Schmerz empfinden, wenn ein geliebter Mensch sich verändert, sich uns und dem Alltag zu entziehen scheint.

Die Diagnose Demenz trifft mitten ins Herz und löst erst einmal Ängste aus. Verlustängste, die berechtigt sind, denn wir verlieren den Menschen, den wir vielleicht jahrzehntelang gekannt haben. Seine Reise führt auch uns ins Ungewisse, und lieb gewonnene Gewohnheiten, kleine Rituale und gemeinsame Erinnerungen bleiben auf der Strecke wie Gepäckstücke, die nie wieder aufgefunden werden.

Ein solcher Schnitt bedeutet das Ende eines Lebensabschnitts und eröffnet gleichzeitig die Chance für einen Neuanfang. Wenn es uns gelingt, dem anderen offen, unvoreingenommen, mutig und mit Humor zu begegnen, können wir ihn neu kennen lernen und erfahren, dass wir nicht nur verlieren, sondern auch gewinnen. Lachen heilt keine Demenz. Aber Lachen hilft. Dem Menschen mit Demenz und seinem Gegenüber. Lachen verbindet, erleichtert, schafft Nähe und kleine Glücksmomente.

„Meine Mutter hatte ihr Gedächtnis verloren, aber nicht ihren Humor", sagt David Sieveking, Autor und Regisseur des

Dokumentarfilms „Vergiss mein nicht". Wie oft brachte sie ihn mit ihrer entwaffnenden Direktheit zum Lachen, aber auch mit ihrer mitfühlenden Fürsorge, zum Beispiel für eine Tomate, die sie schneiden soll, dabei nicht verletzen will und dann trotzdem verschmitzt isst. Wenn David lachte, stimmte seine Mutter Gretel ein. Wenn sie etwas lustig fand, lachte er mit ihr.

Von der Situationskomik, die das Leben mit Menschen mit Demenz in sich birgt, wissen alle meine Gesprächspartnerinnen und Gesprächspartner zu berichten. Dabei geht es nie darum, jemanden auszulachen, sondern um Begebenheiten voller Zärtlichkeit und Poesie, Wahrheit und Geradlinigkeit, die uns während unseres Erwachsenenlebens oft abhandengekommen sind.

„Keine Haare und keine Zähne verstehen sich gut", schmunzelt Pia Embach, deren 91-jähriger Großvater absoluter Star für seine sieben Urenkel ist, weil er mit ihnen Höhlen im Wohnzimmer baut und die Süßigkeitenschublade plündert. Der spielerische Umgang von Kindern mit Dementen ist Wegweiser für uns, die Unschuld und Naivität irgendwann an der Garderobe der Adoleszenz abgegeben und verlernt haben, Gefühle offen zu zeigen. Dabei sind, so die österreichische Palliativgeriaterin Dr. Marina Kojer, Menschen mit Demenz „Weltmeister der Emotionen". Betroffene, die Liebesschwüre ihr Leben lang als kitschig abgetan haben, sagen auf einmal voll Inbrunst: „Ich liebe dich." Oder sie erinnern sich an eine Jugendliebe, oder sie verlieben sich neu. „Die Liebe ist das Allerwichtigste", betont Sänger Purple Schulz („Verliebte Jungs") und bittet darum, Dementen mit Liebe zu begegnen.

Die Generation, die heute am meisten betroffen ist, die über 70-Jährigen, hat Hunger und Not des Krieges erlebt, Ältere waren selbst an der Front oder in Gefangenschaft. Viele von ihnen haben nie über ihre häufig traumatischen Erlebnisse gesprochen. Die Demenz gräbt Erinnerungen aus, die verschüttet waren und bisweilen für komische Situationen sorgen. So singt Mathieu Leonhards Vater Charles in einem französischen Pflegeheim deutsche Marschlieder; als Elsässer war er Soldat im Dritten Reich.

„Die Biografie-Arbeit ist wichtig", sagt Maria Elfriede Lenzen, ehrenamtliche Alzheimer-Beauftragte der Stadt Engen. Je mehr man über die Geschichte eines Menschen weiß, umso mehr Verständnis ist möglich. „Es findet sich immer ein Punkt, an den man anknüpfen kann", bestätigt auch Dr. Henning Scherf, ehemaliger Bürgermeister und Senatspräsident von Bremen, der sich regelmäßig in Demenz-Wohngemeinschaften einquartiert und beobachtet: „Es ist wunderbar, wie Menschen einander helfen – auch mit dementem Kopf." Für ihn ist Demenz keine Krankheit, sondern eine „dramatische Form des Alterns". Michael Hagedorn, Fotograf und Mit-Initiator von „Konfetti im Kopf e.V.", fordert, nicht von *Demenzkranken* zu sprechen, sondern von *Menschen mit Demenz* oder *Menschen, die mit Demenz leben*. Die Sprache, mit der wir uns ausdrücken, beeinflusst unser Bewusstsein. Deshalb habe ich bei Thorsten Afflerbach im Europarat in Straßburg nachgefragt. Er ist der einzige meiner Gesprächspartner, der keine Anekdote beigesteuert hat, dafür aber mit der korrekten Begriffswahl aufwarten konnte und mit Empfehlungen von Europas führender Organisation für Menschenrechte im Umgang mit Menschen mit Demenz.

Für dieses Buch haben mir Töchter und Söhne, Enkelinnen und Enkel, Pflegekräfte und ein Geriater ihre Erlebnisse erzählt, auch zwei Nonnen, die ihre Mitschwestern umsorgen, und

Gerd Brederlow, Bruder des beliebten Schauspielers Bobby Brederlow, der mit Down-Syndrom lebt. Franzosen aus dem Elsass, eine Deutsche, die ältere Menschen in der Schweiz betreut, ein Herr aus Frankfurt, dessen demente Schwiegermutter alleine in Wien lebt und eine Türkin, deren Mutter an der Ägäisküste für Aufregung sorgte, schilderten ihre Geschichten. Je nach Wunsch nennen wir in diesem Buch den vollen Namen, nur den Vornamen oder auch ein Pseudonym.

David Sieveking, Purple Schulz, Henning Scherf, Michael Hagedorn, Journalist und Autor Tilman Jens und Tänzerin Daniela Näger berichteten nicht nur von persönlichen Erfahrungen, sondern setzten das Thema Demenz auch künstlerisch oder in Form von Büchern um. „Bunte"-Journalist und Autor Paul Sahner plauderte bei einer Buchpräsentation en passant von seiner dementen Mutter und erklärte sich spontan zu einem Interview bereit. In seiner Geschichte wird deutlich, dass neben Lachen und Liebe noch ein drittes großes L das Leben mit Menschen mit Demenz, aber auch den Abschied leichter macht: Loslassen. Vermutlich die schwierigste Aufgabe, vor die wir immer wieder aufs Neue gestellt werden. Humor hilft. Das weiß auch David Sieveking: „Es ist heilsam, mit Dementen zu lachen, es befreit und lindert Schmerzen."

Ute Dahmen

Strandurlaub

Martina (53) steht mitten im Berufsleben, hat Mann, Kinder, Enkel, Pferde und einen Vater, der sie auf Trab hält. Die Gelassenheit, mit der die Diplom-Sozialarbeiterin ihrem Vater Klaus (77) und seinen dementen Eskapaden begegnet, ist bewundernswert. Täglich telefonieren Tochter und Vater, die eineinhalb Autostunden voneinander entfernt wohnen. Ihren „freien" Tag hat sie für ihn reserviert.

Freitag ist ein besonderer Tag. Dann kommt Woche für Woche Klaus' Tochter Martina. Nimmt sich Zeit für ihn, die Wohnung, die Wäsche. Ihr erster Gang führt ins Badezimmer, sie temperiert das Duschwasser, sagt: „Papa, nimm die blaue Flasche, die ist für Haare und Körper", und lässt ihn dann respektvoll allein.

Früher hätte ihn niemand zur Körperpflege auffordern müssen. Klaus legte stets viel Wert auf sein Äußeres, akkurater Haarschnitt, Top-Rasur, Duftwässerchen. Der Blick in den Spiegel bestätigte ihn. Jetzt duscht er freitags seiner Tochter zuliebe, tut, wie ihm geheißen, abbrausen, einschäumen, abspülen. Es dauert, bis er sich abgetrocknet und angezogen hat. Doch dann tritt er strahlend vor Martina. „Papa!" Die Haare sind fettiger als zuvor, hängen strähnig ins Gesicht. „Papa, du duftest wie im Strandurlaub!" Dabei hat er alles richtig gemacht – sie allerdings hatte übersehen, dass im Badezimmer noch eine zweite blaue Flasche steht, nämlich die mit Sonnenmilch. Martina lacht, der Vater stimmt ein. Sie hat gelernt, die Dinge leichter zu nehmen.

Seit Klaus mit Demenz lebt, hat „Simplify your life" eine neue Bedeutung gewonnen. Fünf Dosensuppen im Schrank: für ihn zu viel. Ein gut sortierter Kühlschrank: die Auswahl zu groß. Eine Nachbarin, die an der Tür läutet und mit Kuchen eine Freude bereiten will: Was soll er damit? Ist das Angebot zu umfangreich, sieht Klaus den Wald vor lauter Bäumen nicht. Dann stellt er, um wieder Überblick zu gewinnen, etwas für „arme Leute" vor die Tür. Martina hat sich seinen Gepflogenheiten angepasst. Jede Woche kauft sie das Gleiche, platziert die Lebensmittel exakt wie nach einem Lageplan in Kühlschrank und Vorratsschrank. Das Frühstück mit Zopf, Marmelade, Butter und Milch bereitet sich Klaus selbst zu. Mittags isst er außer Haus, doch das Abendessen vergisst er meist. Wenn sie dann anruft und fragt, „Papa, hast du etwas gegessen?", erwidert er: „Ich glaube schon."

Morgens ist er noch besser sortiert. Dann führt ihn sein Weg zur Bank, wo ihm der Schalterbeamte eine kleine Summe für den Tagesbedarf aushändigt. Klaus investiert sie in einen doppelten Espresso im Café, Mittagessen im Lokal. „Er ist gerne in Gesellschaft", weiß Martina. Die täglichen Auszahlungen hat sie eingeführt, nachdem sie feststellen musste, dass ihr Vater kein Verhältnis zum Geld mehr hatte. Kaum hatte er etwas in der Tasche, war es auch schon weg. Wofür, wusste er nicht mehr. Früher wäre das kein Problem gewesen: Klaus war reich, einen luxuriösen Lebensstandard gewohnt. Mit seiner Spielsucht, mit der er das Aus seiner zweiten Ehe zu kompensieren suchte, hatte er alles in den Sand gesetzt. Als nichts mehr da war und er sich keine Casino-Besuche mehr leisten konnte, verlegte er sich auf Internet-Bestellungen. „Drei – zwei – eins – meins" als Zeitvertreib. Der Inhalt der Pakete, die täglich eintrafen, interessierte ihn allerdings gar nicht mehr. Er öffnete sie nicht einmal. Mittlerweile hat er das Interesse an seinem Computer verloren.

„Er hat sich verändert“, sagt Martina, sei dankbarer und liebevoller geworden. Hätte er früher ihren Hunden den Zutritt zu seiner Wohnung verweigert, so streichle er mittlerweile jeden Hund auf der Straße und gerate ebenso in Verzückung, wenn er ein Baby sehe. Auch als sie ihm erklärt, dass er sein Auto aufgeben müsse, weil er es sich schlichtweg nicht mehr leisten könne, zeigt Klaus Verständnis. Was er nicht mehr weiß, ist, dass er bei einer letzten Fahrt andere Wagen gerammt und schließlich einen Totalschaden verursacht hatte.

Martina kauft ihm eine Punktekarte für öffentliche Verkehrsmittel, doch da er nicht versteht, wie sie zu entwerten ist, flattern ihr ständig Rechnungen für Schwarzfahrten ins Haus. Teurer kommen sie seine hochsommerlichen Ausflüge in die Schweiz zu stehen, wo er auf der Suche nach seinem alten Juwelier ist, um die Armbanduhr reparieren zu lassen. Stundenlang irrt er in der Augusthitze durch die Straßen der Großstadt, vergisst zu trinken, kippt um und wird in eine Klinik eingeliefert. Zweimal passiert das. Die Kosten trägt Martina.

Ihn aus seiner gewohnten Umgebung zu nehmen, kommt für die Tochter im Augenblick dennoch nicht infrage. Seine Wohnung, die Nachbarn, die vertrauten Wege, Cafés, Lokale und die Menschen, die er dort trifft, geben ihrem Vater Sicherheit. Zu Hause behilft er sich mit Spickzetteln. Vielleicht macht er manche Dinge anders, aber er macht sie. Zieht sich korrekt an, bevor er ausgeht, auch wenn er schon lange nur noch in die Schuhe schlüpft, anstatt die Schnürsenkel zu binden. Er spült Geschirr, allerdings unter der Dusche, und drapiert es dann auf dem Hocker im Bad. Wenn das Handy klingelt, weiß er nicht, ob er das Gespräch mit der grünen oder roten Taste annehmen soll, doch er versteht es, den Rückrufknopf zu bedienen.

„Martina", sagt er dann eines Sonntagnachmittags am Telefon betrübt, „ich habe kein Geld mehr, um ins Café zu gehen." Für solche Fälle hat die Tochter kleine Scheine in verschiedenen Büchern im Regal versteckt. „Papa", ermuntert sie ihn, „schlag doch mal die ‚Marlene Dietrich' auf!" Sofort hebt sich seine Stimmung und er berichtet freudestrahlend von dem Fund. Das sind die kleinen Momente des Glücks – für Vater und Tochter.

Ticktack-Opa und sein Ninja-Schwert

Pia Embach ist 35 Jahre alt, Mutter von zwei kleinen Töchtern und Enkelin von Opa Oskar, der demnächst 92 wird. Noch immer sind er und seine Frau Anni Mittelpunkt der Großfamilie, die sich einmal die Woche zum gemeinsamen Abendessen trifft. Obwohl Pia neunzig Kilometer zum Haus ihrer Großeltern fahren muss, packt sie ihre Mädchen jeden Donnerstag ins Auto und nimmt den langen Weg auf sich. Denn Donnerstag ist Ticktack-Opa-Tag.

Ticktack-Opa? Pia runzelte die Stirn und konnte sich zunächst keinen Reim darauf machen, was ihre kleine Tochter damit meinte. Erst als das Kind mehrfach darauf beharrte, klingelte es plötzlich in Pias Kopf. Klar! Opa Oskar war der Uropa ihrer Mädels, das klingt wie „Uhr", und eine Uhr macht eben „ticktack". Seitdem ist Oskar für Pias Kinder und die fünf anderen Urenkel der Ticktack-Opa und seine Frau Anni die Ticktack-Oma.

Zu Anni hatte Pia schon immer ein enges Verhältnis. Sie war die warmherzige Bilderbuch-Oma. Der Großvater hingegen, der für Reparaturen am Fahrrad zuständig war, wirkte stets ein wenig streng. Seit Oskar mit Alzheimer-Demenz lebt, fühlt sich Pia ihrer Großmutter noch mehr verbunden. „Unser Leben ist in vielen Situationen ähnlich", hat die Enkelin festgestellt. So wie ihre fünf- und zweijährigen Töchter von ihr erwarteten, dass sie ständig da sei, wolle der Opa, dass die Oma die ganze Zeit bei ihm sitze. Doch im Gegensatz zu ihm, der in seiner „zeitlosen Welt" lebe, organisiere Anni noch immer den Haushalt.

So steht sie zum Beispiel in der Küche, versunken in eine Arbeit an der Spüle, da schleicht Oskar sich an, leise wie ein Indianer auf dem Kriegspfad, packt sie von hinten und kitzelt sie. Anni, die ihn nicht gehört hat, zuckt zusammen, schreit, rudert mit den Armen, ist so erschrocken und aufgeregt, dass sie das Gleichgewicht verliert, fällt auf ihren Mann, der hinter ihr steht, und reißt ihn mit zu Boden, sodass beide wie die Maikäfer, Arme und Beine in der Luft, auf den Küchenfliesen liegen. Oskar kichert vor Vergnügen, Anni ist wütend. Aufstehen können sie beide nicht. Zum Glück trägt sie ein Notrufarmband und kann Sohn und Schwiegertochter, Pias Eltern, verständigen, die im selben Haus wohnen.

Als Pia von dem Vorfall erfährt, muss sie lachen, glücklicherweise ist nichts Schlimmes dabei passiert. Aber sie weiß, dass diese unbeschwerte Sichtweise nur ihr als Enkelin vorbehalten ist. „Es macht einen Unterschied, ob dein Vater oder dein Großvater betroffen ist", sagt sie.

Und erst recht, wenn es sich um den Urgroßvater handelt, den Ticktack-Opa. Er ist der Star für seine Urenkel. Das siebente und jüngste Urenkelchen ist mit sechs Monaten zwar noch zu klein, um den Unterhaltungswert von Oskar zu schätzen, für alle anderen sind die Donnerstagnachmittage Showtime mit Opa. Wie ein Zirkusdirektor in der Manege thront er in seinem Sessel mitten im Wohnzimmer und dirigiert die fröhlich aufgeregte Schar. Die Kinder hängen an seinen Lippen, wenn er Anweisungen erteilt, wie die Decken für den Bau einer perfekten Höhle gefaltet werden müssen. Großzügig überlässt er die Greifhilfe seinen Anhängern, die sie, je nach Alter und Geschlecht, zum Hexenbesen für Bibi Blocksberg oder zum Ninja-Schwert umfunktionieren.

Zum Glück betritt Pia gerade das Zimmer, als Oskar, der viele Jahre lang Übungsleiter im Turnverein war, seinen Fans einen Purzelbaum demonstrieren will. Das Vorhaben muss vertagt werden, und Ticktack-Opa tröstet seine Urenkel, indem er die offizielle Erlaubnis erteilt, gemeinsam die Süßigkeitenschublade zu plündern. „Ihm schmeckt fast nichts mehr außer Süßem", sagt Pia und zeigt Verständnis, wenn die „Zwerge" konspirativ verkünden: „Ticktack-Opa will noch ein Eis!" Logisch, dass die Kleinen auch eines bekommen. Zufrieden und erschöpft löffelt die eingeschworene Truppe ihr Eis und sieht dabei fern: Kinderprogramm, aber am liebsten „hundkatzemaus".

„Keine Haare und keine Zähne verstehen sich gut", witzelt Pia und kann sich nicht erinnern, dass sie als Mädchen so viel Spaß mit ihrem Opa hatte. Mit fortschreitender Demenz sei er viel herzlicher geworden.

Das empfindet auch Oma Anni so. In ihren 68 Ehejahren mit Oskar war nie viel Zeit für große Gefühle. Er arbeitete als Werkzeugmeister, sie kümmerte sich um die vier Söhne, den Haushalt und den großen Garten. Wenn sie abends gemeinsam eine Volksmusiksendung ansahen, mokierte er sich immer über die romantischen Texte. Jetzt ist er es auf einmal, der ständig von der Liebe spricht. Manchmal sieht er sie an und sagt diese drei kleinen Wörter: „Ich liebe dich." Einfach so. „Noch nie in meinem ganzen Leben", sagt die 86-jährige Anni, „habe ich so viele Liebeserklärungen bekommen." Er, der ihr täglich die Schnürsenkel bindet, weil sie sich wegen Rückenproblemen nicht mehr bücken kann, sorgt sich um sie: „Wer macht das dann, wenn ich nicht mehr da bin?" Im Augenblick kommen die beiden noch ganz gut zurecht – mit Unterstützung eines Pflegediensts, fünfmal die Woche Essen auf Rädern, täglich schaut jemand aus der Familie vorbei.

Und dann gibt es ja die Donnerstage, die harmonischen Treffen von vier Generationen. In der warmen Jahreszeit kocht Pias

Bruder draußen in der Sommerküche. Ticktack-Opa schiebt die Kinder auf seinem Rollator durch den Hof und singt lauthals „Tuff, tuff, tuff, die Eisenbahn …“ Erholt er sich dann im Liegestuhl, planschen die Kleinen im Waschtrog und kreischen vor Vergnügen, wenn er sie mit der Gießkanne nass spritzt. Kommt Oma Anni vorbei, leuchten seine Augen, und wie ein junger verliebter Bengel holt er mit der Kanne aus und lässt das ganze Wasser auf sie schwappen. „Ach“, ziert sie sich erst, „meine Frisur! Ich hab die Haare frisch gelegt.“ Doch als ihr Mann, die Kinder, Enkel und Urenkel lachen, kann auch sie nicht mehr ernst bleiben und stimmt fröhlich ein. „Die Familie fängt viel auf“, ist Pia überzeugt, und ihr ist bewusst: „Diese gemeinsame Zeit, die wir haben, ist ungeheuer kostbar.“

Wie glücklich sich auch die Urenkel schätzen, belegt ein Schulaufsatz, den eine von Pias Nichten in der dritten Klasse verfasste: „Mein Opa“, schrieb sie, „ist mindestens hundert Jahre alt oder noch älter. Er hat keine Haare mehr, aber dafür isst er immer viele Süßigkeiten mit uns.“

Hauptsache, ein Postsparbuch!

Oft ist es einfach nicht möglich, dass ein dementer Mensch in seiner vertrauten Umgebung wohnen bleibt oder von der Familie rundum versorgt und gepflegt wird. Dass er auch in einem Pflegeheim Liebe und körperliche Nähe erfahren kann, berichtet Renate Wallrabenstein. Die 65-Jährige war 17 Jahre lang in der Altenpflege tätig und betreute als Wohnbereichsleiterin in einem Stuttgarter Heim viele Menschen mit Demenz. Sie schwört auf eine uralte Heilmethode, die auf Berührung basiert, und auf viel Verständnis.

An die erste Begegnung mit Herrn S. kann sich Renate Wallrabenstein noch gut erinnern, obwohl sie bereits 15 Jahre zurückliegt. Der pensionierte Postbeamte trug damals Anzug und Krawatte, was seinem Einzug in das Heim etwas Feierliches verlieh. Gemeinsam mit seiner Frau, die ihn begleitete, bezog er ein Zimmer. Trotz Demenz war er stets sehr gepflegt, höflich und verstand es noch, sich korrekt auszudrücken. Mit seinem Klavierspiel bezauberte er nicht nur die Bewohnerinnen und Bewohner, sondern auch das Personal. „Ich hatte ihn sofort ins Herz geschlossen", erinnert sich Renate an den „liebenswürdigen" alten Herrn. Allerdings konnte sie fast zusehen, wie sich der Zustand des stets pflichtbewussten Beamten verschlechterte. Ständig war er jetzt auf der Suche nach Dingen, die er verlegt hatte, und Worten, die ihm nicht einfallen wollten. Er begann einen Satz, und auf einmal war da ein Loch, das er nicht zu füllen wusste. Allein das Wort, das er in seinem jahrzehntelangen Berufsleben wohl am häufigsten benutzt hatte, war stets präsent: Postsparbuch.

Und so fing er den Ball in seinem Kopf dankbar auf und füllte jedes Leck in seinen Sätzen mit „Postsparbuch". Die anderen Bewohner belächelten Herrn S. oft für seinen Lückenfüller und auch für den Schalterbeamtensatz, den er ständig wiederholte: „Der Inhaber des Postsparbuchs ist berechtigt, unentgeltlich die öffentlichen Verkehrsmittel zu benutzen.“ Wie oft hatte er dies wohl seinen Kunden gesagt? Renate Wallrabenstein war gerührt.

Sie hatte sich für den Pflegeberuf entschieden, weil sie den Kontakt zu Menschen suchte. Doch ihr unermüdliches Bemühen, auf jeden Einzelnen einzugehen, wurde zum Bumerang: „Irgendwann war ich am Ende meiner Kräfte und brauchte selber einen neuen Impuls.“ Diesen fand sie in einer alternativen Heilungsmethode, die darauf beruht, das menschliche Energiefeld mit den Händen zu erspüren und zu harmonisieren, Therapeutic Touch genannt.

Schnell bemerkte Renate, dass diese Form von Berührungen nicht nur ihr, sondern insbesondere auch Menschen mit Demenz wohltaten. Ihre erfolgreiche Arbeit sprach sich im Heim herum, sodass sie von Kollegen eines Tages gebeten wurde, eine Frau mit Demenz in einem anderen Wohnbereich zu behandeln. Die Dame, die zwei Weltkriege erlebt hatte, war nie verheiratet gewesen und hatte sich ihren Lebensunterhalt als Sekretärin verdient. Jetzt wanderte sie rastlos durch die Gänge des Pflegeheims, brüskierte Mitbewohner, indem sie sich in fremde Betten legte, oder büchste auf die Straße aus. Vielleicht konnten auch hier Berührungen helfen, sie etwas zu beruhigen.

Die alte Dame lag im Bett, als Renate Wallrabenstein sie freundlich begrüßte und zaghaft die Hand ausstreckte, um ihren Unterarm zu berühren. „Nein! Das will ich nicht! Das habe ich mein Lebtag noch nie gehabt und das will ich jetzt auch nicht.“ – „Alles gut“, besänftigte Renate, plauderte noch ein bisschen und verabschiedete sich dann. „Berührung funktioniert nur mit Einverständnis", weiß sie. Doch die Bewohnerin, die so getrieben wirkte, ließ ihr keine Ruhe. Sie besuchte sie einmal die Woche auf ihrer Station. Die regelmäßigen Gespräche bauten Vertrauen auf, und als Renate Wallrabenstein eines Tages intuitiv beide Hände auf ihre Knie legte, blickte diese sie zwar skeptisch an, wehrte sich aber nicht. „Spüren Sie meine Hände?", fragte Renate. – „Ja." – „Sind sie warm?" – „Ja." – „Ist das schön?" – „Ja." – „Darf ich sie liegen lassen?" – „Ja."

„Vermutlich hat sie in diesem Augenblick zum ersten Mal in ihrem Leben gespürt, dass Berührung etwas Angenehmes sein kann und keine Gegenleistung verlangt", folgert Renate Wallrabenstein.

Sie weiß nicht, welche traumatischen Erlebnisse diese Frau hatte, umso mehr aber, dass der Körper nichts vergisst. Mit Energiearbeit, ist sie überzeugt, könnten neue Erfahrungen geschaffen werden, die Vergangenes zwar nicht auslöschen, aber positiv überdecken. Die alte Dame fand mit der Zeit besonders viel Gefallen an Renates Behandlungen. Und auf ihren Gängen durch das Haus suchte sie jetzt die Nähe des Pflegepersonals, ging auf die Menschen zu und legte den Kopf an ihre Schulter. „Sie hatte gelernt, sich ihre Streicheleinheiten zu holen", freut sich Renate Wallrabenstein. Positiver Nebeneffekt: Die Frau wurde ruhiger, wirkte weniger rastlos.

„Die Berührungsarbeit ist mein Leben geworden", sagt Renate Wallrabenstein und erklärt das für sie dabei Wesentliche: „Sie basiert auf Liebe und Zuwendung – das ist die größte Kraft!"

Auch Herr S., dessen schnell voranschreitende Demenz ihn immer öfter verzweifeln ließ, merkte, dass die Pflegerin ihm liebevolle Zuwendung entgegenbrachte und seine Not spürte. Das Klavierspiel, mit dem er sich selbst und andere glücklich gemacht hatte, wollte nicht mehr gelingen. Das Instrument, das er so wunderbar beherrscht hatte, war für ihn nur noch ein Gegenstand mit einem Deckel, den er hochklappte, wie um auf der Toilette seine Notdurft zu verrichten. Renate zeigte immer Verständnis. Wenn sie ihn abends zu Bett brachte, deckte sie ihn gut zu, stellte sich ans Bettende und begann, seine kalten Füße zu massieren. „Als Pflegerin habe ich ständig warme Hände", erklärt sie und ergänzt, „ältere Menschen haben abends fast immer kalte Füße." Sichtlich genoss der alte Herr die angenehme Berührung. Und einmal, als er sich besonders wohlig und geborgen fühlte, wollte er dies auch mit Worten ausdrücken. Dankbar strahlte er Renate an: „Oh, Sie haben so schöne warme … Postsparbuch!"

Zerrissene Zeit

Dr. Henning Scherf war erst fünfzig, als er 1988 mit seiner Frau in eine Alters-Wohngemeinschaft einzog. Der promovierte Jurist, der zehn Jahre lang SPD-Bürgermeister und Präsident des Senats in Bremen war, ist Fan von Wohngemeinschaften für Menschen mit Demenz. Als „Untermieter" in verschiedenen WGs freundete er sich mit ihren Bewohnern an und erzählt voller Herzenswärme von seinen Erfahrungen.

Es ist ein bisschen wie früher in einer intakten Großfamilie: Zehn Menschen leben zusammen in einer Wohngemeinschaft, kochen und essen gemeinsam. Spielen, singen. Sind füreinander da. Lernen voneinander. Im kleinen Garten wachsen Gemüse, Salat und Blumen in Hochbeeten, sodass bequem gegossen, Unkraut gejätet und geerntet werden kann. Alle WG-Mitglieder haben ihre kleinen Aufgaben, leisten, wozu sie in der Lage sind. Das funktioniert, obwohl – und das ist der Unterschied zu der Mehr-Generationen-Großfamilie von einst – jede dieser zehn Personen fortgeschrittenen Alters ist und an einer Form von Demenz leidet. „Früher glaubte ich, Demenz sei eine Krankheit", sagt Henning Scherf, „heute weiß ich, es handelt sich um eine dramatische Form des Alterns. Der Kopf altert dabei schneller als der übrige Körper."

Dass das Leben dennoch schön und lebenswert sein kann, erfährt der Ex-Politiker immer wieder: Seit fünf Jahren quartiert er sich regelmäßig in Pflege-Wohngemeinschaften ein. Wenn er erzählt, was er dort erlebt, gelingt es ihm tatsächlich, die Angst vor dem Vergessen zu nehmen. Er ist ein Botschafter dieser eigenen Welt, in der die Uhren anders ticken.

„Das innere Ich befindet sich außerhalb der Zeit, ist unabhängig von der Zeit. Im tiefsten Inneren unserer Existenz gibt es ein Wesen, das sich außerhalb der Zeit befindet", schrieb Marcel Proust. Henning Scherf begibt sich geduldig auf die Suche nach diesem Ich. „Es findet sich immer ein Punkt, an den man anknüpfen kann", weiß er und erzählt von einer Bremer Schauspielerin, die er als Schüler in den 50er-Jahren im Theater angehimmelt hat. Mittlerweile ist sie eine gute Freundin. Persönlich kennen gelernt hat Scherf die Schauspielerin in ihrer Wohngemeinschaft, in der er drei Wochen lang lebte. Das bedurfte der Vorbereitung, des Sich-vertraut-Machens – mit dem Projekt und vor allem mit den Bewohnern. Spricht er mit ihr von Stücken, in denen sie mitgewirkt, von Rollen, die sie gespielt, von Kritiken, die sie erhalten hat, kann er sie abholen.

Trotz Abraten des Arztes besucht er mit ihr Theateraufführungen und erkennt: „Sie findet das ganz wunderbar, nimmt teil, ist angeregt, fühlt sich lebendig." Anfang neunzig mag die Schauspielerin sein, fragen möchte er sie nicht, schließlich sei sie noch immer eine Dame, die dennoch im WG-Alltag erstmals Gefallen an kleinen Haushaltstätigkeiten gefunden hat. Sie schält Kartoffeln, putzt Gemüse, deckt den Tisch ein. Wenn eine Mitbewohnerin beim gemeinsamen Abendessen untätig bleibt, schmiert sie ihr ein Brot, belegt es, schneidet mundgerechte Häppchen und schiebt sie ihr zu, bietet zaghaft an. Alles ohne Worte, doch mit viel Einfühlungsvermögen. „Das geht sehr langsam", hat Henning Scherf beobachtet, „doch es ist wunderbar zu sehen, wie Menschen einander helfen – mit dementem Kopf."

Die ehemalige Schulhausmeisterin Gertrud hat das Zepter in der Küche übernommen. Als sie noch allein lebte, litt sie oft unter

Schwindelanfällen, kippte um. In der Wohngemeinschaft entscheidet sie, was gekocht wird, wenn die Bauern frisches Gemüse anliefern. Sie animierte die Schauspielerin zur Küchenarbeit, backt mit ihr Kuchen für den Nachmittagskaffee. Ihre Idee war es auch, mit den Mitbewohnern Zahlen-Scrabble zu spielen, „weitaus anspruchsvoller als *Mensch ärgere dich nicht*", wie Scherf festgestellt hat. Es wird kombiniert, Zahlenreihen werden gelegt. Wütend schmiss ein Mitbewohner dabei ständig alle Karten durcheinander, sodass die Initiatorin entschied: „Mit dem will ich nicht mehr." Der Störenfried aber wollte weiterspielen. Allerdings bedurfte es männlicher Ansprache, um ihn mit den Regeln vertraut zu machen: „Er war interessiert an mir und hörte zu, als ich ganz behutsam und nicht belehrend mit ihm redete", berichtet Henning Scherf von dem kleinen Erfolgserlebnis. Auf der Suche nach einer Stelle, wo er „andocken" kann, erfährt Scherf, dass der Mann früher Klavier gespielt hat. Ein Instrument wird besorgt, und ohne Noten spielt der Demente Ragtime, den amerikanischen Vorläufer des Jazz, dessen Name sich von „ragged time" ableitet: zerrissene Zeit. Versunken beugt er sich über das eigene Fingerspiel auf der Tastatur und singt dazu englische Texte. Die Mitbewohner klatschen begeistert. Er ist glücklich, seine Tochter verwundert: „Das hat er seit dreißig Jahren nicht mehr gemacht."

Die kleinen Geschichten, die Henning Scherf mit viel Herzenswärme erzählt, haben alle einen gemeinsamen Nenner: Man muss nach einem Ansatzpunkt suchen … mit was kann ich berühren? Bei dem einen ist es das Schachspiel, das er vor Jahrzehnten aufgegeben hat, dessen Figuren er aber noch immer kennt und dessen Züge er beherrscht. Andere lieben es, Texte zu singen, die sie als Kind gelernt haben, und freuen sich darüber. Als aufmerksamer

Beobachter erkennt Scherf die „flinken Augen" einer Frau, die sich verbal nicht mehr äußern kann und nur noch vogelähnliche Laute von sich gibt. „Aber sie weiß immer, wo es etwas zu essen gibt", schmunzelt er. Ein weiterer Mitbewohner, der in verwahrlostem Zustand einzog, kleidet sich nun stets korrekt und mit Krawatte, kann aber nicht stillsitzen und verlässt während der Mahlzeiten immer wieder den Platz, um seine Runden zu drehen. „Man muss Geduld haben und darf nicht dazwischenfunken", rät der prominente WG-Besucher. Jedmögliche Kommunikation empfindet er dennoch als wichtig, auch wenn ein Gespräch oftmals nicht mehr wirklich zu führen sei. So habe dieser Mann nur noch zwanzig Sätze parat, die er regelmäßig anwende und womit er immerhin eine Trefferquote von zwei Dritteln erziele. „Wenn's passt, lobe ich ihn über allen Käse", sagt Scherf.

Ebenso dringlich sei die Beteiligung am alltäglichen Leben – etwas zu tun zu haben, nicht nur herumzusitzen und darauf zu warten, bedient zu werden. Durch kleine Anregungen und Aufgaben erhalte der Tag Struktur, es passiere etwas, ist Henning Scherf überzeugt.

Die beste Möglichkeit, diesen Anspruch umzusetzen, bieten für den ehemaligen Regierungschef Pflege-Wohngemeinschaften mit zehn bis zwölf Personen. Er weiß, dass es einer sensiblen Auswahl der WG-Mitglieder in unterschiedlichen Stadien der Demenz bedarf. Ein Unterstützerkreis von außen ist unabdingbar. Die Kosten seien jedenfalls besser auszubalancieren, wenn eine ambulante Pflegehilfe zehn Patienten an einem Ort anstelle von nur einem versorge. „Ambulantisierung", nennt Scherf den Fachbegriff für diese Betreuungsform, die sich immer mehr durchsetze. Wenn er zurückdenkt an seine zwölfjährige Amtszeit als Bremer

Sozialsenator, in der er auch für die Alters- und Pflegeeinrichtungen in der Trägerschaft des Stadtstaats verantwortlich zeichnete, erinnert er sich: „Das waren in den 80er-Jahren noch Verwahrungshäuser für verwirrte Leute."

Henning Scherf wirbt mit seinem Buch „Altersreise", in Vorträgen und mit Aktionen für Verständnis, und er schafft Öffentlichkeit. Er nimmt an Fahrradausflügen teil, bei denen Gesunde und Demente auf einem Tandem gemeinsam strampeln. Die körperliche Bewegung in der Natur und das Erleben von Gemeinschaft sind ihm dabei ebenso wichtig wie die sichtbare Präsenz: „Wir gehören dazu!" Begeistert erzählt er von einer gemeinsamen Aktion mit dem Verein „Konfetti im Kopf" auf der Hamburger Mönckebergstraße, wo Menschen mit Demenz und Gesunde Bilder malten und sich darüber verständigten. Er plädiert dafür, Demente, solange es irgendwie geht, mit einzubeziehen, und er ist überzeugt: „Das ist die beste Therapie."

Bereits als Schüler hat Henning Scherf den Begriff „Demenz" erstmals gehört. 1957 absolvierte er ein sechswöchiges Praktikum in den von Bodelschwinghschen Anstalten in Bethel. Damals glaubte man, erinnert er, Demenz sei eine Form einer psychischen Erkrankung. Seine regelmäßigen Kontakte mit Betroffenen haben ihn zu der Auffassung gebracht: „Das ist keine normale Erkrankung, sondern eine Veränderung der Persönlichkeit, mit der man sich vertraut machen muss." Er weiß, dass Partner und Kinder von Dementen sich oft überfordert fühlen, allein nicht mehr weiterwissen und Unterstützung benötigen. Doch Scherf ist ein Mann, der Mut macht und Lösungswege aufzeigt. Der Hoffnung gibt, wenn er von seinen Erfahrungen in kleinen Pflege-Wohngemeinschaften erzählt. „Ich kenne bis jetzt nur eine einzige Person, die nicht dort bleiben konnte, eine 61-jährige Sportlehrerin, die körperlich fit war, aber unter einer sehr dramatischen Form von Demenz litt", erzählt er. Auch um sie habe er sich bemüht, sei mit ihr Stunden durch Wald und Wiesen gerannt, habe Blätter mit ihr gesammelt, die Tiere erklärt … Sie war nicht mehr zu erreichen und musste in die Psychiatrie eingewiesen werden. „Alle anderen sind geblieben", sagt Henning Scherf. Für sie ist der prominente Besucher mehr als ein Gast in der Wohngemeinschaft. Er gehört dazu. Ebenso wie Menschen mit Demenz zu uns gehören und ein Teil unserer älter werdenden Gesellschaft sind.

Graffiti

Eine über Jahrzehnte währende Verbindung lässt sich sogar dann aufrechterhalten, wenn man sich nicht mehr auf Augenhöhe begegnen kann. So ist Peter seinem ersten Chef noch immer sehr verbunden, und die Besuche bei dem dementen Neunzigjährigen im Pflegeheim hat er sich zur Aufgabe gemacht. Vor mehr als vierzig Jahren hatte er als Prokurist in dessen Verlag angefangen, und auch nachdem er den Arbeitgeber gewechselt hatte, hatten die beiden ihren freundschaftlichen Kontakt stets gepflegt. Peter selbst hätte seine Berufslaufbahn auch schon beenden können, aber seine Arbeit in leitenden Positionen hat ihn immer erfüllt, und sein Rat ist unter Kollegen nach wie vor gefragt.

Bedächtig schoben sich die beiden Flügel der Automatiktür auseinander. Immer wenn Peter das Pflegeheim betrat, kam es ihm vor, als ob er eine Welt mit einer anderen Zeit betrat. Sie schien viel dickflüssiger zu sein, und er atmete erst einmal durch. In regelmäßigen Abständen besuchte er hier seinen alten Chef – aus tiefer Verbundenheit, aus Freundschaft und aus seinem festen christlichen Glauben heraus.

Peter drückte auf den Knopf für den Lift. Dessen Tür schien sich noch langsamer zu öffnen als die der Eingangstür. Dass es Menschen gab, denen dieses Schildkrötentempo immer noch zu schnell war ... Peter dachte daran, wie lautstark sein Chef über die „schnelle" Aufzugstür hatte schimpfen können. Inzwischen gehörten aber Eingangsportal und Aufzug schon lange nicht mehr in die Welt seines Freundes Rudolph, denn diese war auf die wenigen Quadratmeter des Zimmers Nummer 307 zusammengeschmolzen.

Peter sorgte sich immer wieder, dass sein alter Chef bis zum nächsten Besuch noch weiter abgebaut haben könnte, so zerbrechlich und kraftlos wirkte er inzwischen. Was könnte das Leben noch weglassen, ohne sich ganz und gar aufzugeben? Selbst das Sprechen machte große Mühe, und Rudolph redete nur noch selten. Ganz langsam, aber stetig hatte sich ein Nachlassen der geistigen und körperlichen Kräfte vollzogen, das jeden Mitmenschen hilflos machte. Wie ein Blatt Papier, das mehrmals zusammenfaltet wurde, so hatte sich die Persönlichkeit dieses Mannes immer weiter zusammengefaltet und war ganz klein dabei geworden. „Da kann man doch nicht einfach so zuschauen!", hatte Peter oft gedacht. Nach manchen Besuchen kam er traurig zurück in seine eigene Welt, die so viel schneller war, die „normale Welt" eben ... Das war nach Besuchen, die es kaum ermöglichten, seinem Gegenüber eine Reaktion zu entlocken, Besuche, nach denen er sich fragte: Macht es überhaupt Sinn, dass ich da noch immer hingehe?

Aber Peter hatte für sich beschlossen, dem Freund die Treue zu halten, und er war bereit, das Gefühl jener Ohnmacht auszuhalten.

Im Lauf der Zeit lernte er, lieber häufigere und kurze Besuche zu machen und sich mehr darüber zu freuen, dass Rudi ihn erkannte, als darüber zu grübeln, warum es manchmal keine Brücke zueinander zu geben schien. Ab und zu brachte er alte Briefe mit; die beiden Männer hatten lebenslänglich eine bemerkenswerte Korrespondenz gepflegt, und wenn Peter dem alten Mann einen der früheren Briefe vorlas, spürte er deutlich, dass sein Freund im Kern derselbe war wie eh: An Stellen zu Themen, über die sie früher schon gemeinsam gespöttelt hatten, blitzte es auf in seinen Augen.

Einmal kam Peter wieder ins Zimmer 307 und fand Rudi mit dem Rücken zu ihm im Rollstuhl am Fenster sitzend. Die Schwestern rückten den Neunzigjährigen, der eigentlich schon bettlägerig war, immer wieder für eine kleine Weile im Rollstuhl an den Schreibtisch, schließlich hatte Rudi wahrscheinlich die meiste Zeit seines Lebens am Schreibtisch verbracht und war dabei oftmals glücklich gewesen.

Peter rief ein freundliches „Hallo, guten Tag, Rudi!“ in Richtung Rollstuhl. Mehr als ein kaum hörbares, aber zustimmendes Brummen kam nicht von dort zurück. Peter hängte seinen Mantel über den einen Stuhl und nahm sich den zweiten, der noch im Zimmer stand; damit platzierte er sich seitlich hinter dem Rollstuhl, denn direkt daneben war kein Platz mehr. Er legte seine Hand kurz auf Rudis Schulter, der unbewegt durch das Fenster und durch die Welt hindurchzublicken schien. So saßen sie eine Weile beieinander. Peter begann mit einer munteren Bemerkung über das Wetter. Pause. Dann richtete er Grüße von gemeinsamen Bekannten aus. Pause. Es folgte die kurze wohlgelaunte Erzählung über eine Begegnung mit Rudis Sohn vor wenigen Tagen. Pause. Oder doch eine ganz kleine freudige Reaktion? Noch einmal legte er die Hand auf die Schulter des Freundes, aber diesmal schien es ihn eher zu verärgern. Also gut, weg mit der Hand. Inzwischen hatte sich Peter ja mit dieser mühsamen Kommunikation abgefunden und übte sich in Geduld. Er würde einfach noch ein wenig sitzen bleiben, schweigend, im festen Vertrauen darauf, dass es richtig so war, selbst wenn auch dieses Zusammensein nicht dem entsprach, was sich die meisten Menschen unter dem Wort „Besuch“ im Allgemeinen vorstellen.

Es verging eine Zeiteinheit, die kaum ein Maß hat. Plötzlich sagte Rudi mit erstaunlich klarer Stimme in die Stille hinein: „Ich liebe dich." Peter erschrak. Hatte er recht gehört? Was war jetzt los? Er sah Rudi befremdet von der Seite an. War sein Freund jetzt plötzlich noch verwirrter als sonst – oder sogar wacher? Mit wem verwechselte er ihn in diesem Moment? Wollte er tatsächlich jetzt und hier und so plötzlich diese Freundschaft erwidern und bekräftigen und hatte sich dabei einfach nur in der Form geirrt?

Peter räusperte sich umständlich, und während er noch überlegte, wie nun mit der unerwarteten Liebeserklärung umzugehen sei, rückte er seinen Stuhl noch etwas näher an den Rollstuhl heran. Spürte Rudi seine Ratlosigkeit? Es vergingen weitere, unendlich gedehnte Momente, bis der alte Mann noch ein „Da!" hinterherhauchte, und Peter ließ endlich seinen Blick dem des alten Mannes folgen.

Jetzt sah er es auch und wäre am liebsten in schallendes Gelächter ausgebrochen: An die Fassade des gegenüberliegenden Hauses hatte jemand auf Höhe des zweiten Stocks ein leuchtendes „Ich liebe dich" gesprüht. Rudi hatte ihm den Satz einfach vorgelesen! Was für ein köstliches Missverständnis!

Die Graffitischrift in roten und blauen Buchstaben sollte den Freunden bei den folgenden Besuchen immer wieder Gesprächsstoff geben, denn Peter nahm sie zum Anlass, jedes Mal eine kleine Geschichte zu erfinden, wer wohl den Schriftzug in Gedanken an wen dort hingesprüht haben könnte.

An diesem Tag verabschiedete Peter sich heiter und dankbar von seinem Freund. Blitzte in dessen Augen sogar ein ganz klein wenig von seinem einstigen Humor auf? Peter war sich dessen sicher.

Nagellack im Kaffee

Auch Sylvia Nentwig wohnte zu weit von ihrer Mutter Uschi entfernt, um sie regelmäßig besuchen zu können. Die Schauspielerin und Wahl-Münchnerin war oft monatelang auf Tournee und beschloss 2005 deshalb, ihren Beruf ganz zurückzustellen und die Mutter in Karlsruhe zu pflegen. Die heute 65-Jährige empfindet es als großes Glück, Uschi (Jahrgang 1922) bis zu deren Tod im Sommer 2009 begleitet zu haben.

Das Foto zeigt eine Grande Dame: die Haare schön gelegt, die Augenlider dezent geschminkt, Lippenstift, Perlenkette. In den zarten Händen mit den manikürten Fingernägeln hält sie eine Sektflöte und einen Zigarillo. Die Augen blicken wach und klug in die Kamera. „Meiner Mutter war es ein Leben lang wichtig, gut auszusehen", weiß Sylvia Nentwig und schmunzelt: „Auch ihr Sektchen trank Mami immer gern." Auf beides sollte die ausgebildete Koloratursängerin auch im Alter nicht verzichten. Täglich kleidete Sylvia ihre Mutter geschmackvoll an und schminkte sie – selbst als sie nicht mehr ausgehen konnte und die beiden Damen im Wohnzimmer alte Fotos betrachteten und Kaffee tranken. Sylvia Nentwig lackierte sich nebenher die Fingernägel. Da passierte es! Die Tochter hatte Kaffee nachgeschenkt, und schneller, als sie schauen konnte, kippte die Mutter den weißen Nagellack in ihre Tasse. Sie hatte das Fläschchen mit Kaffeesahne verwechselt.

Eine amüsante Anekdote, die der Schauspielerin aber bewies, dass sie ihre Mutter Uschi „keine Minute" mehr allein lassen konnte. Erste Anzeichen einer Veränderung hatte sie bereits bei einem Besuch der Mutter im Jahr 2000 in München bemerkt.

Beim gemeinsamen Gang über eine Antiquitätenmesse schien Uschi überfordert, die vielen Menschen verwirrten sie. Auch die Heimatbesuche in Karlsruhe beunruhigten Sylvia immer mehr: Häufig wiederholte die Mutter die gleichen Sätze, oder ihr fehlten die Worte, wenn sie etwas ausdrücken wollte. In der Folge hatten sich viele Freundinnen von ihr zurückgezogen und sie lebte isoliert, umsorgt von ihrem Mann Wolfgang. „Mein Vater war aber mehr und mehr überfordert und hat sie abgeschottet", beobachtete Sylvia Nentwig. Was sollte sie tun? Sie spielte damals viel Theater, war oft monatelang verpflichtet. Nur widerwillig nahm sie das Geschenk einer Freundin an, eine astrologische Beratung, und war bass erstaunt, als ihr nahegelegt wurde, sich um den Vater zu sorgen. „Ich war perplex, denn er wirkte ja pumperlgesund", erinnert sich Sylvia, doch sie brach ihre Zelte in München ab und zog in das große, zentral gelegene Haus der Eltern in Karlsruhe.

2006 wurde Wolfgang erstmals operiert, 2007 starb er an Krebs. „Die Mami hat das nicht mehr richtig realisiert", erinnert sich Sylvia Nentwig. Es war, als ob die Schubladen einer Kommode gefüllt waren und nichts Neues mehr hineinpasste. Doch die ein Leben lang gesammelten Schätze konnte Uschi niemand nehmen. So erzählte sie von ihrem Vater, der ein berühmter Tenor gewesen war, von ihren Bühnenauftritten und dem Engagement am Konstanzer Theater, wo sie in den 40er-Jahren ihren Mann kennen gelernt hatte. Nach der Hochzeit mit dem Bankkaufmann hatte sie, wie damals üblich, aufgehört zu arbeiten und trat nur noch selten auf. Sie sang zu Hause mit ihrer kleinen Tochter, die sich liebevoll erinnert: „Ich habe als Kind schon die Königin der Nacht gekräht."

Nach dem Tod von Uschis Mann fuhr Sylvia Nentwig mit der Mutter an den Bodensee, um ihr eine Freude zu machen – ein Versprechen, das der Vater nicht mehr hatte einlösen können. Doch die Reise beeindruckte Uschi nicht. In der Fremde war sie sich selbst noch mehr fremd.

Alltagsrituale gaben der alten Dame dagegen Sicherheit. Die Mahlzeiten, das Mittagsschläfchen auf der Ottomane, die Zeitreisen mit alten Fotos, immer dieselbe CD zum Einschlafen und der Plüschbär, gewärmt in der Mikrowelle, den sie innig an sich drückte. „Er war ihr ganzes Glück", sagt Sylvia Nentwig.

Dann, im Oktober 2007, ein Ereignis, das den wohleinstudierten Alltag zunichte machte. Uschi stürzte, und das achtsam aufgebaute Kartenhaus fiel in sich zusammen. Oberschenkelbruch! Operation. Drei Wochen Klinikaufenthalt. „Von da an hat meine Mutter nicht mehr gesprochen", erzählt Sylvia. Von allen Seiten wurde ihr geraten, die Seniorin in ein Pflegeheim zu geben: „Das schaffen Sie nicht allein!" Doch die Schauspielerin hatte sich entschieden: Sie wollte ihre Mutter zu Hause versorgen. Mit Unterstützung von Freundinnen und Pflegerinnen gelang ihr dies, und dafür ist sie „ungeheuer dankbar". Da Uschi die Worte fehlten, kommunizierten die Frauen mit Blicken. „Mit ihren wachen Augen hat sie am Leben teilgenommen", ist Sylvia Nentwig überzeugt und sagt: „Ich hatte das Gefühl, ich unterhalte mich mit ihr." Im wahrsten Sinne des Wortes las sie der Mutter die Wünsche von den Augen ab, verstand, wann sie Schmerzen hatte oder zum Spiel mit Plüschtieren oder Ballons aufgelegt war.

Die Intensität dieser gemeinsamen letzten Jahre war es auch, die Sylvia das Loslassen erleichterten. Als Uschi starb, zitierte sie in der Todesanzeige die erste Zeile des Frühlingsstimmenwalzers, „Die Lerche in blaue Höh entschwebt“, ein Lied, das Uschi gerne gesungen hatte, und schrieb weiter: „Die Seele meiner über alles geliebten Mami ist am 27. Juli 2009 in eine andere Welt geflogen.“

Was bleibt, sind die Erinnerungen, die Uschi lebendig halten. Und die vielen Fotos, sorgfältig in Alben geklebt. Auf manchen schaut sie keck, auf anderen traurig, weil sie sich ihrer Lage bewusst war. „Wann immer aber ein Mann auftauchte, war sie charmant wie eh und je“, schmunzelt Sylvia Nentwig, und ihr fällt die erste Untersuchung bei einem Spezialisten ein, der Uschi im Rahmen von Tests bat, einen Satz aufzuschreiben. „Wir finden Sie beide nett“, notierte Uschi damals kokett. Und Sylvia Nentwig freut sich rückblickend über die Lebenslust der Mutter: „Geflirtet hat Mami immer gerne.“

Nur nicht verstecken!

Als Sohn oder Tochter ist es nie einfach zu erleben, wenn ein Elternteil sich leise davonzuschleichen scheint, nicht mehr die Person ist, mit der man aufgewachsen ist, die Rat und Verbote erteilte, inspirierte, provozierte, Trost spendete und vieles mehr. Was aber, wenn der Vater eine Ikone ist? Der Rhetor der Nation? Der Tübinger Philologe und Literaturkritiker Walter Jens? Sein Sohn Tilman Jens (60), Journalist und Buch-Autor („Vermächtnis – Die Kohl-Protokolle"), veröffentlichte 2009 sein Buch „Demenz – Abschied von meinem Vater" und löste damit eine heftige öffentliche Debatte aus.

„Wäre es denn wirklich ein Gewinn ..., ein Gewinn für den Menschen, wenn er unsterblich wäre, statt – wie bald! – zu vergehen und plötzlich dahin zu müssen? Wäre es ein Gewinn für ihn: nicht in der Zeit zu sein, sondern unvergänglich wie – vielleicht – ein Stein oder ein ferner Stern? Liegt nicht gerade in der Vergänglichkeit, und vor allem im Wissen darum, seine ihn auszeichnende unvergleichliche Kraft?"

Diese Gedanken verfasste Walter Jens 1992 „über die Vergänglichkeit". Ein gutes Jahrzehnt später kam, wie Sohn Tilman schreibt, die „große Traurigkeit". Seinem Vater, einem Mann der Sprache, der sich am liebsten in seiner Bibliothek mit 120 Regalmetern geballter Weltliteratur aufhielt und für seine Veröffentlichungen und Vorträge verehrt wurde, fällt es schwer zu reden oder einem Gespräch zu folgen. Die Diagnose der Ärzte lautet Depression, eine Krankheit, die Walter Jens bereits in den 80er-Jahren in die Dunkelheit geführt hatte. Er nimmt jetzt Antidepressiva und Kortison gegen sein Asthma, „in Unmengen", wie sich Tilman Jens erinnert. Im Anfangsstadium, so der Sohn weiter, seien die Symptome von Demenz und Depression schwer zu unterscheiden, allerdings glaubt er, dass die behandelnden Mediziner einfach nicht wahrhaben wollten, dass der Mann, dessen Bücher sie gelesen hatten, an Demenz litt. „Das war ein Schlag ins Kontor der Kreuzworträtsel-Industrie, die immer behauptet, geistig rege zu sein, hält fit", sagt Tilman Jens und bedauert, dass die jahrzehntelange Kopfarbeit seinem Vater nicht genutzt habe. Ihm selbst sei relativ schnell klar gewesen, woran Walter Jens erkrankt war, doch seine Mutter wollte „es" nicht benennen.

Auch über die Frage, ob Walter Jens die Diagnose mitgeteilt werden soll, sind sich Mutter und Sohn uneins. Inge Jens hat Angst, dass die Hiobsbotschaft ihren Mann vollkommen verzweifeln lässt. Tilman Jens wagt es nicht, gegen den Willen der Mutter zu handeln: „In der Konsequenz hätte ich dann von Frankfurt nach Tübingen ziehen müssen." Das Unterlassen lässt ihn bis heute nicht los.

Er fährt gerne in die Heimatstadt, freut sich schon im Regionalzug auf den „Kerl", der sein Vater und doch ein ganz anderer ist als der, den er fünfzig Jahre lang als warmherzigen Menschen und intellektuelle Persönlichkeit kannte. Jetzt beobachtet er einen „Verlust der Mitte, ständiges Getriebensein, dieses für seine Nächsten nicht mehr zu begreifende Wanken zwischen Mut und Ohnmacht, die Traurigkeit ohne erkennbaren Grund zur Trauer, die schleichende Verwahrlosung, das Klammern an den Partner, diese entsetzliche Angst vor dem Alleinsein". Jens kann nachvollziehen, dass Freunde und Bekannte den einst so brillanten Redner und Gesprächspartner in diesem Zustand nicht aushalten können, und verübelt es nicht. Er lobt Hans Küng, der auch den dementen Walter Jens unglaublich gut auffangen kann und mit Bergen von Schokolade beschenkt. Oder den ehemaligen Studenten, der ihm aus Dantes Hölle vorliest, obwohl der alte Mann kein Wort versteht, aber glücklich guckt und darüber im Sessel einschläft. „Sein Sinn für Sprachmusik ist geblieben", erkennt Tilman Jens.

Als 2008 allerdings der 85. Geburtstag von Walter Jens mit Besucher- und Interview-Anfragen bevorsteht, beschließt die Familie, in die Offensive zu gehen. Tilman Jens outet die Krankheit des Vaters mit einem Beitrag in der „Frankfurter Allgemeinen Zeitung" und erntet eifernde Kritik, die bisweilen fast in Hass umschlägt. Aufgrund dieser Debatte entschließt er sich zu seinem Buch. „Seitdem hat sich einiges verändert", ist Jens überzeugt, „das Thema Demenz ist in der Gesellschaft angekommen." Als Beispiel nennt er die TV-Serie „In aller Freundschaft", in der vor eineinhalb Jahren die Mutter der Narkoseärztin dement wurde. Die Tatsache, dass Demenz im Mainstream-Fernsehen eine Rolle spielt, belege eine Enttabuisierung. „Heute würde mein Buch nicht mehr zu diesen heftigen Diskussionen führen", glaubt Jens nach 180 Lesungen, mit denen er auf positive Resonanz stieß. So äußerte sich eine Zuhörerin: „Dadurch, dass Sie das am Beispiel eines Prominenten beschrieben haben, haben Sie unendlich vielen anonymen Dementen ein Gesicht gegeben."

Nur nicht verstecken! Das ist Tilman Jens' Devise. „Das Schlimmste, was man tun kann, ist einen Dementen zu isolieren", sagt er, „die Betroffenen brauchen Ansprache." Walter Jens erlebt eine wahre Odyssee durch Hospize und Spitäler, bis er einen Platz und eine Betreuung findet, wo er sich wohlzufühlen scheint.

Er, der Frau und Sohn das Versprechen abgenommen hatte, Sterbehilfe zu leisten – „wenn es so weit ist, musst du mir helfen" –, artikuliert sich nun ambivalent: „Aber schön ist es doch", sagt er, und Tilman Jens wird klar: „Nach so einem Satz kann man nicht aktiv werden." Allerdings treibt ihn noch immer um, welche Bedeutung Patientenverfügungen haben, wenn sie im Ernstfall ihre Gültigkeit verlieren. „Die letzten zwei Jahre hätte ich meinem Vater gerne erspart", sagt Jens, „er wurde am Leben erhalten."

Zuvor erlebt der Sohn den Vater auch in glücklichen Momenten. Mit der Bäuerin Margot Hespeler hat er eine Betreuerin gefunden, die nie eine Zeile von ihm gelesen hat und den „alten" Walter Jens nicht kannte. Auf ihrem Bauernhof füttert der Asthmatiker, der sich einst vor Tieren und deren Haaren fürchtete, Kaninchen, lernt in Schulfibeln wieder lesen, ist vergnügt und lacht. „Es war für mich aufregend und auch ein Trost, diesen kreatürlichen Vater zu entdecken", erzählt Tilman Jens, „doch ich hätte diese Entdeckung lieber nicht gemacht." Nichtsdestotrotz habe die Erkrankung seines Vaters seine Sicht auf die Welt verändert. „Demenz ist nicht sinnhaft, da gibt es nichts zu verklären", betont er, doch als Angehöriger lerne man, dass es ein „Recht auf Nicht-mehr-Funktionieren und ein Recht auf Langsamkeit" gebe.

Jens wünscht sich mehr Einfühlungsvermögen für die Betroffenen und eine intensivere Betreuung für Angehörige. In den Einrichtungen, über die er sich vor einiger Zeit noch im Zorn geäußert habe, habe sich mittlerweile viel getan. Doch eine Erhöhung der Pflegesätze hält er für unabdingbar. „Es ist wichtig", sagt Jens, „die Standards des Altwerdens zu verbessern." Denkt er dabei auch an sich selbst? „Angst hat man immer, und man achtet genau auf sich: Habe ich etwas vergessen? Fällt mir ein Wort nicht ein?“

Wie sagte Walter Jens: „Ich finde es außerordentlich angenehm, alt zu sein – nicht alt zu werden, aber alt zu sein.“ Und auch: „Zum Leben gehört das Gefühl der Endlichkeit. Erst die Begrenztheit gibt einem den Impuls, den Tag zu nutzen.“ Er hat viele Tage genutzt. Walter Jens starb im Juni 2013.

Liebesbriefe von Goethe

Ein Leben lang in ihrer Heimatstadt wohnen, das können heutzutage die wenigsten. Studium und Beruf erfordern Umzüge, und so ist es keine Seltenheit, dass Mutter oder Vater im Alter an einem fernen Ort allein sind. So auch Dr. Wolfgang Zimmermanns Schwiegermutter Maria, die 98-jährig in Wien lebt und dement ist. Alle sechs Wochen fahren Zimmermann (64), der bis zu seiner Pensionierung Geschäftsführer eines wissenschaftlichen Verlages war, und seine Frau Chiara 750 Kilometer von Frankfurt nach Wien. Die alte Dame erinnert ihn immer öfter an seine Großmutter Anny, die, ebenfalls dement, einst die Familie mit ihrer Direktheit verblüffte.

„Ingeborg", fragte die 99-jährige Anny ihre Tochter, „wo ist denn der Heinz?" Schließlich hatte ihr Mann ein Leben lang auf Montage gearbeitet, und sie war jedes Mal beunruhigt, bis er wieder heil nach Hause zurückkehrte. „Aber Mutter", erklärte die Tochter vorsichtig, „der Vater ist doch schon lange tot." Anny atmete auf: „Da bin ich aber froh! Jetzt muss ich mir keine Sorgen mehr machen." Diese entwaffnende Logik seiner Großmutter ist Wolfgang Zimmermann gut im Gedächtnis geblieben.

„Formen und Verlauf von Demenz sind ganz unterschiedlich", weiß er. Doch Zimmermann hat beobachtet: „Es gibt ein Stadium, das sowohl Poesie als auch kindliche Fantasie birgt." Auch seine Schwiegermutter Maria, nur ein paar Jahre jünger als Oma Anny, beeindruckt ihn immer wieder mit ihrem Verhalten.

Die promovierte Germanistin lebt trotz Demenz allein in ihrer Wiener Wohnung. Stolz betont sie, dass sie noch zu Zeiten des letzten habsburgischen Kaisers geboren wurde. Mit ihrem Mann, der im diplomatischen Dienst stand, reiste sie um die Welt und ist in mehreren Sprachen zu Hause: Deutsch, Englisch, Spanisch; allein Fluchen ist dem Ungarischen, ihrer Muttersprache, vorbehalten. Kurz: Maria ist eine gebildete und selbstbewusste Person. Umso erstaunter waren Zimmermann und seine Frau Chiara, als die Mutter vor einigen Wochen nach einem gemeinsamen Essen den Schwiegersohn artig wie ein kleines Mädchen ansah und fast schüchtern fragte: „Darf ich jetzt aufstehen?" In Marias Welt hatte auf einmal wieder der Mann das Sagen.

So respektiert es Maria, wenn Zimmermann fordert, zwanzig Minuten in Ruhe gelassen zu werden. Nach ihrer Tochter Chiara ruft sie indessen alle zwanzig Sekunden: „Kind, komm her!" Manchmal verwechselt sie ihren Schwiegersohn auch, nennt ihn Norbert wie ihren Mann, der vor zwölf Jahren starb, oder auch Papi. Ruft Wolfgang an, plaudert sie nett mit ihm, um dann festzustellen: „Ich erkenne deine Stimme nicht, aber ich freue mich, dass du angerufen hast."

Seit dem Tod ihres Vaters telefoniert Chiara Zimmermann täglich nachmittags um Fünf mit ihrer Mutter. „Routine ist wichtig", betont Zimmermann. Doch manchmal scheinen die Uhren in der Wiener Wohnung anders zu gehen, und die alte Dame beschwert sich: „Warum rufst du so früh an? Ich habe noch gar nicht gefrühstückt." Ein verspäteter Mittagsschlaf hat sie dann aus dem Rhythmus gebracht.

Der klar strukturierte Tag ermöglicht es Maria, alleine zu wohnen, sieben Autostunden entfernt von ihren einzigen Kindern. Sie steht morgens auf, duscht, zieht sich an, frühstückt, liest genüsslich die Zeitung, auch wenn sie deren Inhalt eine halbe Stunde später vermutlich vergessen hat. Es folgt ein Schläfchen auf dem Sofa, und dann bringt ihr eine Heimhilfe, so der charmante österreichische Ausdruck für den mobilen Pflegedienst, Mittagessen aus dem Restaurant. Bis vor einem Jahr ging Maria noch fast täglich zu Fuß zum Italiener um die Ecke, jetzt verlässt sie das Haus nicht mehr, doch sie kennt Alessandros Telefonnummer auswendig und gibt pünktlich ihre Bestellung auf. Vom Tisch sind es drei Schritte bis zur Couch: „Ach, tut das gut, jetzt mal zu sitzen“, befindet Maria und hält ihren Mittagsschlaf. Danach liest sie, am liebsten den Briefwechsel zwischen Goethe und Christiane Vulpius, bevor Abendbrot und Nachtruhe folgen. Vor sieben Jahrzehnten hatte die Germanistin ihre Doktorarbeit über Johann Wolfgang von Goethe geschrieben; die Liebesbriefe zwischen ihm und seiner Geliebten und späteren Ehefrau Christiane Vulpius bereiten Maria noch immer größtes Vergnügen.

Unterbrochen werden die routinierten Tage von Auftritten des Besuchsdienstes, des Physiotherapeuten, des Arztes oder der Krankenschwester, und alle zwei Wochen kommt „Madame Figaro“, wie die alte Dame ihre Friseurin getauft hat. Im Sechs-Wochen-Takt reisen Chiara und Wolfgang Zimmermann aus Frankfurt an. Die Mutter strahlt jedes Mal vor Wiedersehensfreude, doch Tochter und Schwiegersohn haben bemerkt, dass ausgedehnte Besuche für sie mittlerweile zu viel sind. Nach einer halben Stunde lässt ihre Konzentrationsfähigkeit nach, und sie wird dann bisweilen sogar garstig oder sie führt sich auf „wie ein kleines Kind“. „Maria, mach nicht so ein Theater!“ ermahnte deshalb Wolfgang Zimmermann, worauf sie schlagfertig parierte: „Aber dafür bin ich doch da!“

Auch von der Manie, Schrank eins abzuschließen, dessen Schlüssel in Schrank zwei zu verwahren, Schrank zwei abzuschließen und den Schlüssel in Schrank drei zu deponieren, Schrank drei abzuschließen und so weiter… bis der letzte Schlüssel in die

Hosentasche gesteckt wird, lässt sie sich nicht abbringen. Sie zählt Geschirrtücher und behauptet, vergangene Woche wären es noch 34 gewesen, jetzt seien es nur noch 32. Sie verlegt ihre Handtasche und ruft verzweifelt in Frankfurt an, sie sei gestohlen.

Sie klagt, dass das Hörgerät nicht mehr funktioniert. Der Akustiker, der hinzugezogen wird, spricht ihr nach einem kurzen Blick auf das Gerät seine Gratulation aus: „Sie bekommen das Ehrendiplom der Ingenieurwissenschaftlichen Fakultät der Universität Wien! Sie haben eine zweite Batterie in das Fach gedrückt, wo eigentlich nur eine reinpasst."

„Wir fürchten, dass sie am Ende der poetischen Phase angelangt ist", gesteht Wolfgang Zimmermann mit Sorge ein. Wie lange Maria noch alleine leben kann, weiß er nicht. Der zweiwöchige Klinikaufenthalt vor einigen Monaten bedeutete immerhin noch nicht das grundsätzliche Aus für ihr vertrautes Leben in der eigenen Wohnung. Die Schwiegermutter, die ansonsten körperlich kerngesund ist, war wegen Wassers in den Beinen stationär behandelt worden. Zwei Stunden vormittags und zwei Stunden nachmittags saßen Chiara und Wolfgang täglich am Krankenbett. Maria war völlig irritiert ob der fremden Umgebung und glaubte stets, sie sei in einem Hotel. „Warum esst ihr denn nichts?" fragte sie immer wieder. „Du bist in der Klinik, Maria!" – „Ja, aber wie passt denn die Klinik in meine Wohnung?" – „Du bist nicht in deiner Wohnung." Maria überlegte kurz, dann holte die Ungarin in ihr, die einst in ihrer Heimat Enteignungen von Wohnungen und Geschäften erlebt hatte, zur konsequenten Gegenfrage aus, die Wolfgang Zimmermann an seine Großmutter Anny erinnerte: „Wie? Gibt es hier kein Privateigentum mehr?"

Blinder Passagier

Auch Rüdiger „Purple“ Schulz (58) provozierte, als er 2012, ausgelöst durch die Demenz seines Vaters, den Song „Fragezeichen“ veröffentlichte und mit Familie und Freunden ein gleichnamiges, eindrucksvolles Video produzierte. Auf einmal wollten Radiosender den Popsänger und Songschreiber, der in den 80er-Jahren Erfolge mit Titeln wie „Sehnsucht“ oder „Verliebte Jungs“ gefeiert hatte, nicht mehr spielen.

Der kleine Rüdiger war sieben oder acht Jahre alt, als er bemerkte, dass seine Großeltern etwas seltsam wurden. Sie sind verkalkt, hieß es, und er stellte sich vor, dass es im Kopf von Oma und Opa genauso rieseln würde wie in einem Teekessel.

Als der Großvater, ein liebenswürdiger und umgänglicher Mann, eines Tages die Großmutter schlug, kamen beide in ein Altersheim, einen kalten 60er-Jahre-Bau, dessen Gestank Purple Schulz heute noch in der Nase hat. Männer und Frauen wurden auf verschiedenen Stationen untergebracht, und Rüdiger empfand es als schlimm, die Großeltern getrennt zu sehen. Dabei erlebte seine Oma durchaus auch glückliche Augenblicke. Sie erzählte zum Beispiel, dass sie nachts zuvor zum Tanz aus gewesen sei, wie schön das war und wen sie alles getroffen habe. Dass das Lokal bereits im Krieg ausgebombt worden war und seit mehr als zwanzig Jahren nicht mehr existierte, daran erinnerte sie sich nicht. Ebenso wenig erkannte sie ihren Sohn, Rüdigers Vater, von dem sie glaubte, er sei ihr behandelnder Arzt.

Der Arzt ist überzeugt, er sei mein Sohn
Soll er doch! Ich nehm es ihm nicht krumm

Denn da draußen spielt die Welt verrückt
Und mich hält man für dumm

Purple Schulz, wie Rüdiger seit seinem 14. Lebensjahr genannt wird, weil er in einem Kölner Orgelgeschäft ständig Deep Purples „Child in Time“ an der Hammondorgel spielte, schrieb diese Textzeilen für seinen Song „Fragezeichen“. Einfühlsam versetzt er sich in die Rolle eines Menschen mit Demenz, spielt sie sogar in dem gleichnamigen Video, das eine Familienproduktion ist. Ehefrau Eri, Therapeutin, schrieb das Skript, Sohn Dominik übernahm Kamera und Schnitt, Schwager und Freunde wirkten mit, gedreht wurde bei der Schwiegermama. In Hemd und Pullunder sitzt Schulz auf der Bettkante, Schiebermütze auf dem Kopf, große, fragende Augen blicken durch die schmal gerandete Brille, der Arzt, der behauptet, sein Sohn zu sein, legt besänftigend die Linke auf seine Schulter …

Was der Sänger als Junge erlebt hat, ist mit dem Älterwerden in greifbare Nähe gerückt. „Ich bin 58“, sagt er, „meine Frau 51. Demenz ist ein Thema unserer Generation.“ Und so schlüpft er wie selbstverständlich in die Rolle des vergesslichen Mannes, der beim Frühstück mit weich gekochtem Ei und TV-Zeitschrift auf der karierten Kunststofftischdecke Kaffee in die Zuckerdose gießt – lebensecht und bittersüß.

Als kleiner Junge beobachtete Schulz, dass sein Großvater ständig Salz für das Butterbrot verlangte, um dann wiederholt festzustellen: „Salz macht durstig.“ Der Enkel fand das damals lustig. Als Erwachsener fällt es schwerer, über die Schusseligkeit anderer und erst recht über die eigene zu schmunzeln.

Heute ist Montag, oder ist noch Donnerstag?
Oder schon Ostern? Was ist heut nur los?
Ich schau hinab und seh zwei Füße vor mir stehen
In zwei Schuhen, aber die sind viel zu groß

Im Jahr 2005 starb Purple Schulz' Vater, mit Parkinson und Demenz. Der Sohn hatte seine Veränderung verfolgt, hatte regelrecht studiert, wie der Vater sich immer mehr einigelte. Wie er, der es gewohnt war, die Zeitung täglich von der ersten bis zur letzten Zeile zu lesen, sich aufregte, wenn ihm ein Wort partout nicht einfallen wollte. Und andererseits, wie er völlig in sich versunken an einem Tischende sitzen und plötzlich treffend und gestochen scharf ein Gespräch auf der gegenüberliegenden Tischseite kommentieren konnte. Doch mehr und mehr driftete er in seine eigene Wirklichkeit ab. Seine Ehefrau, Schulz' Mutter, war damals noch sehr agil und nahm ihm immer häufiger das Sprechen ab. Nur die Urenkel schienen noch Zugang in seine Welt zu haben und sein Herz tatsächlich zu berühren.

„Die Uhren ticken auf einmal anders", sagt Purple Schulz und rät inbrünstig: „Habt einfach Geduld! Ihr müsst in diese Welt reingehen! Unsere Welt hat keine Bedeutung mehr. Habt Sanftmut! Liebe ist das Allerwichtigste!"

Fragezeichen.
Ein Schiff, ein Sturm, ein blinder Passagier
Und Angst, dass ich mich hier verlier
In all den Fragezeichen

Doch Angst hat nicht nur der Patient, sondern auch unsere Gesellschaft, glaubt der Sänger, Angst, sich mit dem Thema auseinanderzusetzen. Er selbst war über die Reaktion von Funk und Fernsehen verwundert, als er 2012 sein Lied „Fragezeichen" erstmals vorstellte: „Das können wir nicht spielen." Erst auf dem Kongress der Deutschen Alzheimer Gesellschaft stieß er auf überwältigende Resonanz, die ihn zu dem Videodreh inspirierte. Der Clip wird seither auf themenbezogenen Konferenzen und im Unterricht für Pflegeschüler eingesetzt.

„Es ist schön zu sehen, wie ich damit berühren kann", sagt Schulz und hofft, nicht nur Aufmerksamkeit, sondern auch Achtsamkeit zu schaffen. Wenn man eine etwas wunderliche ältere Dame auf der Straße sieht, sollte man nicht gleich denken, die Oma sei betrunken oder verwahrlost, sagt er, und fordert: „Geht hin und helft, wenn jemand orientierungslos ist!" Er erzählt von seiner Frau, die mit dem Hund spazieren gegangen war und ihn bei ihrer Rückkehr überraschte: „Ich habe uns jemanden mitgebracht." An der Pferdekoppel hatte sie eine alte Frau mit einer Tube Zahnpasta in der Hand getroffen. „Wie heißen Sie?" – „Wenn ich das wüsste." – „Wo wohnen Sie?" – „Da fragen Sie mich was." Die Polizei wurde zu Hilfe gerufen, und es stellte sich heraus, dass die verwirrte Dame zwei Straßen weiter wohnte, ganz allein mit ihrem ebenfalls dementen Mann. „Das hat mich sehr bedrückt", gesteht Purple Schulz.

Ich hatte doch noch irgendetwas vor
Irgendwie kommt alles aus dem Sinn
Es macht mich leise wütend, denn ich
Weiß nicht, wo ich bin.

Der Gedanke, selbst eines Tages dement zu sein, beschäftigt ihn. Seine Frau und er haben Patientenverfügungen unterschrieben:

„Wir legen unsere Leben in unser beider Hände", formuliert Schulz fast poetisch. Er weiß, dass die einzige Sicherheit im Leben Sterben heißt, und auch, dass der Tod für die Angehörigen immer eine Katastrophe ist. „Aber wie bei einem Sturm kann man vorbereitet sein", glaubt Purple Schulz.

Auf den Tag genau vier Jahre nach seinem Vater starb die Mutter. Die Familie war bei ihr, und Eri Schulz sagte: „Du hast gleich ein Rendezvous. Da oben steht dein Mann mit einem großen Blumenstrauß." – „Die Augen meiner Mutter wurden sehr klar", erinnert sich der Sänger. Dann schlief sie ein.

Die Textzeilen stammen aus Purple Schulz' Lied „Fragezeichen".

Die emanzipierte Ehefrau

Seit zwei Jahren organisiert Sonja Bäumler (37) als Heilerzieherin und Gerontopsychiatrische Fachkraft Beschäftigungstherapien für Menschen mit Demenz in einem Seniorenheim in der Oberpfalz. An ihrer früheren Arbeitsstätte als Pflegerin führte sie Buch über Alltagsbegebenheiten, die sie und auch Angehörige an nicht so guten Tagen aufheiterten und ermutigten.

„Jedes Zimmer ist mein Zimmer. Jedes Kleidungsstück ist mein Kleidungsstück. Jeder Schrank ist mein Schrank. Jedes Glas ist mein Glas." Die Hausordnung, die das Pflegepersonal gemeinsam mit Angehörigen erarbeitet hat, ist ein „bisschen verrückt", wie Sonja Bäumler sagt, macht aber durchaus Sinn. Sie erleichtert Familienmitgliedern von Menschen mit Demenz, Verständnis zu entwickeln, dass Partner, Mutter, Vater, Oma oder Opa nicht mehr zwischen Mein und Dein unterscheiden können: Vor mir steht ein Glas mit Mineralwasser, also trinke ich daraus, wenn ich Durst habe, obwohl es eigentlich der Tischnachbarin gehört.

Gibt es für die Hausordnung, die quasi alles erlaubt, auch Akzeptanz bei den Besuchern, so wird sie bisweilen zu einer Herausforderung für die Pflegekräfte und Betreuer. „Wenn die Bewohner Unfug treiben, kann es schon mal stressig werden", gesteht Sonja und beschreibt eine Situation: Eine Frau gießt ständig Tee von einem Becher in den anderen und wieder zurück. Eine andere kramt in fremden Schränken. Ein Dritter kombiniert unterschiedliche Socken und Schuhe, und ein Vierter zieht sich ganz aus. Geht alles drunter und drüber, kann es geschehen, dass die Pflegerin ein Machtwort spricht: „Sapperlot! Jetzt ist aber Schluss mit dem Schmarrn!" Eine alte Dame mit fortgeschrittener Demenz, die gewöhnlich selbst sehr unruhig ist, beobachtet das Treiben. Still sitzt sie an ihrem Platz und schüttelt vielsagend den Kopf, dann wendet sie sich an die Pflegerin: „Schwester, nicht schimpfen!“, sagt sie und erklärt: „Ihr Schimpfen ist wie ein geistiger Durchfall und macht keinen Sinn.“

„Im Nachhinein muss man oft selbst lachen“, weiß Sonja Bäumler und erinnert sich, dass sie, wenn sie sich ab und an überfordert fühlte, gerne in ihrem Anekdotenbuch las und schmunzeln musste: „Dann wusste ich wieder, warum ich mich für diesen Beruf entschieden habe.“ Auch an Abenden für Angehörige trugen sie und ihre Kolleginnen aus der kleinen Sammlung vor und ernteten positive Resonanz, Heiterkeit und vor allem viel Verständnis.

So erzählt sie von einer alten Bauersfrau, die in sehr einfachen Verhältnissen aufgewachsen war. „Wo ist der Abort?“, wollte sie ständig wissen. Die jungen Pflegekräfte konnten mit dem veralteten Begriff nichts anfangen. „Wo ist der Abort?“, fragte die Bäuerin deshalb immer wieder verzweifelt und begab sich selbst auf die Suche. Im Gang wurde sie fündig. Ein kreisrunder Deckel im Boden, unter dem sich der Zugriff zur Fußbodenheizung befand. Endlich konnte sie ihre Notdurft verrichten. „Für uns war das erst skurril“, erzählt Sonja, für die Frau aber sei ihr Handeln berechtigt gewesen. Eine normale Toilette habe ihr schlichtweg Angst eingeflößt, fand sie heraus.

Für Familienmitglieder sei es oft schwer, Veränderungen hinzunehmen. Wenn zum Beispiel gut betuchte, feine Damen anfingen zu fluchen oder Menschen, die ihr Leben lang eher abweisend oder sogar bösartig gewesen seien, auf einmal lieb und liebesbedürftig würden. „Auch damit müssen Angehörige erst einmal lernen, umzugehen", hat Sonja Bäumler beobachtet. Wenn nichts mehr ist, wie es war, helfe nur freundlicher Zuspruch, das weiß sie aus Erfahrung. Wasche sich zum Beispiel eine Bewohnerin bei der Morgentoilette nicht nur das Gesicht sondern auch die Zähne mit dem Waschlappen, lobt sie: „Das haben Sie aber schön gemacht! Jetzt wollen wir noch mit der Bürste polieren."

Nicht schimpfen, sondern auf den Menschen eingehen, ist für Sonja Bäumler die oberste Regel. Allerdings gibt es auch Grenzen. Sie erzählt von einem älteren Herrn, der sich einen komplizierten, schlecht heilenden Oberschenkelhalsbruch zugezogen hatte und dem der Arzt deshalb jegliche Bewegung untersagte. Der demente Mann wohnte gemeinsam mit seiner ebenfalls dementen Ehefrau im Heim, und der langwierige Heilungsprozess drohte, die beiden zu isolieren. Für den Patienten war es unverständlich, dass er nicht aufstehen durfte. So beschloss das Pflegepersonal, ihn zu mobilisieren, sprich, ihn in einen Rollstuhl zu setzen, damit er am gemeinsamen Essen und an Angeboten teilhaben konnte. Zur Sicherheit wurde er in eine Fixierhose gesteckt und in seinem Rollstuhl angegurtet.

Das passte weder ihm noch seiner Frau, doch beiden gelang es nicht, die Schnalle zu lösen und ihn zu befreien. Umso erstaunter war Sonja, als der Mann sich während des Mittagessens, mit beiden Händen auf die Tischplatte gestützt, aus seinem Rollstuhl erhob. „Ich habe ihn gerade noch stehend erwischt." Sonja ist erleichtert, dass sie einen weiteren Sturz verhindern konnte. Es stellte sich heraus, dass die Ehefrau mit einem Buttermesser den festen Nylongurt durchgesäbelt hatte. Das war harte Arbeit gewesen, für die sie

Durchhaltevermögen brauchte. Immer, wenn eine Pflegerin sie im Blick hatte, hatte sie das Messer in ihrer Tasche verschwinden lassen und, sobald sie sich wieder unbeobachtet fühlte, weitergeschnippelt. „Ja aber, warum tun Sie das denn? Ihr Mann kann doch stürzen!“, wollte Sonja wissen. Die Antwort der Gattin war einleuchtend: „Wie soll er denn sonst in den Keller kommen, um sein Bier zu holen?“ Denn eines stand für die emanzipierte Dame fest: „Ich gehe nicht für ihn in den Keller!“

Der allerbeste Hefezopf

Ingrid (42) arbeitet als Simultan-Übersetzerin und hat immer wieder sehr viel zu tun. Sie ist dankbar, dass sie ihre Tochter Clara (11), als diese noch kleiner war, oft zu ihren Eltern geben konnte – obwohl ihr Vater sich zunehmend um ihre Mutter kümmern musste: Immer deutlicher waren bei der Omi die Symptome der Alzheimer-Krankheit zutage getreten.

„Die Omi hat aber immer den besten Hefezopf gemacht, den allerbesten", schwärmt Clara mit vollem Mund. Ihre Mutter Ingrid schneidet noch ein paar Scheiben von dem Osterbrot ab für Clara und deren Freundinnen, dazu schenkt sie Kakao in bunte Becher ein. „Ja, ich habe auch immer fasziniert auf den Moment gewartet, wenn sie den Zopf geflochten hat. Das ging so geschwind, dass ich nie begriffen habe, wie sie das eigentlich macht, obwohl ich immer ganz genau hingeschaut habe!"

Den in der ganzen Familie bewunderten und beliebten Hefezopf konnte die Omi noch lange machen, auch zu der Zeit, als sie schon sehr „verkalkt" war. Die Zutaten mussten nicht abgewogen werden, das Rezept nicht nachgelesen, alle Handgriffe waren jahrzehntelang geübt, sie waren der Omi in Fleisch und Blut übergegangen wie anderen Leuten das Zähneputzen oder das Lottoschein-Ausfüllen. Der Kuchen läutete den Sonntag ein: Noch vor der Frühmesse, zu der die Omi stets um halb acht mit Rosenkranz und „Magnificat" aufbrach, mischte sie den Teig; während sie im Gottesdienst war, konnte der Hefeteig „gehen", und nach der Messe, wenn die Omi das Sonntagsgewand wieder mit der Schürze vertauscht hatte, wurden die Rosinen untergezogen, die Masse wurde in drei Teile geteilt und dann in Sekundenschnelle geflochten. „Schwupp-diwupp, Kartoffelsupp", pflegte die Omi dabei immer zu sagen. Clara widersprach ihr manchmal: „Omi, der Kuchen ist doch keine Suppe!", aber die Omi lächelte nur und gab ihr ein paar Rosinchen extra, bevor sie den Zopf in den Ofen schob. Clara liebte Rosinen, und nur bei der Omi bekam sie manchmal eine Handvoll davon, abgewaschen, in einem Schüsselchen zum Naschen.

Je vergesslicher die Omi wurde, desto häufiger sprach sie in Sprichwörtern, Redensarten und Abzählreimen. Die ganze Familie fand das vergnüglich, nur der Opa wurde manchmal zornig. Dabei kümmerte er sich eigentlich rührend um seine Frau: Er hatte sich angewöhnt, immer nachzusehen, ob der Herd ausgeschaltet war, er suchte die Omi im Supermarkt, in dem sie sich verlaufen hatte, fand und beruhigte sie; er hatte im hohen Alter gelernt, selber Betten zu beziehen und Frühstück zu machen, er hat die Omi gekämmt.

Seine Tochter weiß allerdings nur zu gut, dass ihr Vater durch die Demenz seiner Frau oftmals an die Grenzen seiner Belastbarkeit kam, und es schmerzte sie, dass das Leben ihrem Vater so spät noch eine so schwere Aufgabe gegeben hatte; sie hätte ihm einen beruhigteren und friedlicheren Lebensabend gegönnt. Ingrid kann sich für sich selbst gar nicht vorstellen, ihren Partner zu verlieren, während er noch lebt ..., doch so in etwa fühlte sich für ihren Vater die Veränderung seiner Frau an.

Da Ingrid schon immer als Übersetzerin arbeitet und unter der Woche viel zu tun hat, versuchte sie, an den Wochenenden durch gemeinsame Ausflüge ihren Vater etwas zu entlasten. Auch das war nicht ganz einfach, denn es musste für die unterschiedlichen

Familienmitglieder ein gemeinsamer Nenner gefunden werden. „Am besten war es immer, wenn wir zum Mittagessen in ein Gasthaus in den Odenwald gefahren sind und nach dem Essen noch einen kleinen Spaziergang gemacht haben“, erzählt Ingrid.

„Nach dem Essen sollst du ruh´n oder tausend Schritte tun“, ergänzt Clara ein wenig naseweis, und Ingrid muss lächeln, denn diesen Spruch hatte ihre Clara natürlich so oft von der Omi gehört, dass sie ihn tief verinnerlicht hat. Ingrid stellt sich plötzlich vor, wie Clara diesen Satz in fünfzig oder sechzig Jahren einmal selbst zu den eigenen Enkeln sagt … Sie schüttelt schnell den Kopf.

Bei den Spaziergängen war die Omi immer langsamer geworden, irgendwann wurden sogar die wenigen Meter vom Gasthaus bis zum Spielplatz weit für sie. Erst fand sie alle möglichen Ausreden und Erklärungen dafür: die Schuhe drückten, der Weg war zu lang, der Blutdruck zu niedrig. Aber spätestens, wenn Clara ihre Hand nahm, ließ sich die Omi doch überreden, und die beiden bildeten immer die Nachhut der Spaziergangsgesellschaft.

Eines Tages erklärte die Omi: „Wer langsam reit', kommt auch so weit, nur nicht um dieselbe Zeit.“ Clara spielte gleich Pferdchen dazu, und bald gehörte dieser Spruch samt dem Spiel in das Sonntagsausflugsprogramm wie das Amen in die Kirche. Ingrid verbiss sich das Lachen, als sie eines Tages in der Eltern-Sprechstunde von Claras Klassenlehrerin erfuhr, dass Clara, nachdem sie zu spät zur Schule gekommen war, vor sich hin gebrummt habe: „Wer langsam reit', kommt auch so weit, nur nicht um dieselbe Zeit …“

Die Omi ist vor zwei Jahren gestorben, und sonntags gibt es keinen Hefezopf mehr. Ingrid kauft manchmal einen beim Bäcker, aber von dem gekauften Kuchen ist am Montag meistens noch etwas übrig. Von Omis Hefezopf gab es dagegen schon am Sonntagabend keinen Krümel mehr. Was das Besondere an Omis Hefezopf war? Clara weiß es: „Der war so wunderbar weich und hatte die allermeisten Rosinen, und im ganzen Haus hat es gerochen wie in einer Brötchentüte!"

Engelein, ich komme!

„Bunte"-Journalist und Autor Paul Sahner (70) schwärmt von seiner Mutter Elisabeth. Für ihn war sie „emanzipiert im Rahmen dessen, was damals möglich war, tough, aber lieb". Ihre letzten Lebensmonate verbrachte die Marianerin in einem katholischen Altenpflegeheim, wo sie 2002 im Alter von 88 Jahren starb. Elisabeths Abschied hinterließ bei ihren Lieben ein Lächeln.

Es war der Vorabend des 11. Septembers 2001 und Paul Sahner saß in Reinhold Beckmanns Talkshow in Hamburg. Sein „Bunte"-Artikel über die „ausgelassenen Wasserspiele" von Verteidigungsminister Rudolf Scharping und dessen Freundin Kristina Gräfin Pilati-Borggreve auf Mallorca hatte Wellen geschlagen. Während der Aufzeichnung klingelte sein Handy, seine Schwester Brigitte war dran: „Paul, wir müssen Mutti ins Stift bringen. Sie kann nicht mehr alleine wohnen."

Mit der ersten Maschine flog Sahner am nächsten Morgen nach Paderborn, die Gedanken bei seiner Mutter. Stets war Elisabeth die „gute Seele der Familie" gewesen. Tochter eines selbständigen Handwerkers, der in Bockum-Hövel in Tapeten, Farben, Lacke machte, verheiratet mit einem einfachen Beamten, der sich zum Obersteuerrat hochgearbeitet hatte. „Wir konnten uns keine großen Sprünge erlauben, aber wir hatten immer ein gutes Leben", erinnert sich Paul und erzählt von sonntäglichen Spaziergängen und Wanderungen. Sowohl Mutter als auch Vater waren sehr gläubig und hätten es gerne gesehen, wenn ihr Jüngster und Stammhalter Priester geworden wäre. Andererseits hat er auch als People-Journalist stets ein offenes Ohr für seine Mitmenschen.

„Ich bin kein religiöser Mensch“, sagt Paul, doch gemeinsam mit seinen zwei Schwestern und Ärzten entschied er jetzt, dass Elisabeth in ein katholisches Pflegeheim umzog. Seit dem frühen Tod ihres Mannes hatte sie alleine gelebt, zwar nur hundert Meter von Tochter Brigitte entfernt, doch immer öfter passierte es, dass sie vergaß, den Elektroherd auszuschalten oder sich mit anderen kleinen Schusseligkeiten selbst gefährdete. „Sie wurde ein bisschen tüttelig“, beobachtete Sahner.

Die Kinder richteten ihr Zimmer mit Lieblingsstücken von zu Hause ein: Sessel, Kommode, Leselampe, Bilder an den Wänden. Elisabeth fühlte sich sofort wohl in dem schönen Haus mit Park und den „entzückenden Leuten“. Sie selbst war mit ihrer guten Laune ein „kleiner Sonnenschein“. Jeden Abend, als sie noch zu Hause war, spielte sie vor dem Zubettgehen Klavier, Smetana, Bach und religiöse Stücke. Am liebsten waren ihr die Marienlieder. Die Muttergottes war für Elisabeth der Inbegriff einer starken Frau.

Wenn Paul sie besuchte, musste er von Mal zu Mal feststellen, dass es ihr, die die Dinge stets klar auf den Punkt gebracht hatte, immer weniger gelang, Gedanken aneinander zu fügen. Nur eines war ihr noch wichtig: „Paulus“, sagte sie, du bist der einzige Mann in der Familie, du musst darauf achten, dass ihr Geschwister euch nicht kabbelt.“ Bei seinem Versprechen lächelte sie. „Wir sind ein Herz und eine Seele“, beschreibt Sahner das Verhältnis zu seinen Schwestern Brigitte und Renata.

Als Elisabeth nicht mehr sprechen konnte, sah er mit ihr alte Fotoalben an. „Wer ist das?“ fragte er und deutete auf ein Hochzeitsfoto seiner Eltern. Traurig schüttelte sie den Kopf. „Dein Sohn?“ fragte er. Wieder Kopfschütteln. „Dein Bruder?“ Kopfschütteln.

„Dein Mann?“ „Mmm“, bejahte Elisabeth und lächelte. Weiter: „Wie heißt dein Mann?“ Kopfschütteln. „Karl?“ Der Kopf ging nach links und nach rechts. „Anton?“ Wieder keine Zustimmung. „Walter?“ Ein Lächeln und ein Nicken. „Lachen konnte sie nicht mehr“, sagt Paul Sahner, „aber wunderschön lächeln.“

Am 17. April 2002 bekam er wieder einen Anruf von Brigitte, diesmal war er zu Hause in München: „Du musst dringend kommen! Es ist was mit Mutti.“ Paul war nicht dabei, als seine Schwestern an ihrem Bett standen. „Es war ein Wunder“, glaubt er. Elisabeth, die monatelang kein Wort mehr von sich gegeben hatte, begann laut und deutlich zu singen: „Gegrüßet seist du Königin“, „Maria Maienkönigin“, „Maria breit den Mantel aus“… Sie sang. Voller Freude und Inbrunst. Die Lieder, die sie als Mädchen gelernt und die ihr irgendwann in Fleisch und Blut übergegangen waren. Sie kannte jedes Wort, jede Zeile. Brigitte benetzte die trockenen Lippen der Mutter mit Wasser. Elisabeth dankte ihr mit einem strahlenden Lächeln: „Guck mal, Brigittchen!“ rief sie. Und dann, glückselig: „Engelein! Juhu! Ich komme!“

„Sie sah so friedlich aus“, sagt Paul. Er legte sich neben sie, streichelte ihr Gesicht, ihre Hände, sprach mit ihr. Obwohl die Mutter bereits vor Stunden die Augen geschlossen hatte, ist er überzeugt, dass sie noch verstand, was er ihr zu sagen hatte: „Mutti, ich danke dir. Du hast alles richtig gemacht.“

Die Gummi-Ente

Marie (42) kümmert sich seit einiger Zeit um ihren Schwiegervater (81); vor zwei Jahren hat die Familie den ehemaligen Direktor eines Versicherungsbüros zu sich genommen. Er ist vollständig in den Familienalltag integriert. Marie hofft, dass er körperlich noch lange so fit bleibt wie jetzt.

Marie erinnert sich genau: „Es war ein Zeitungsartikel, der mich drauf gebracht hat!“ In der Süddeutschen Zeitung hatte sie vor gut einem Jahr ein Gespräch zwischen Maria Furtwängler und Ursula von der Leyen gelesen, in dem die beiden ihre Erfahrungen mit den dement gewordenen Vätern austauschten. „Bei fast jedem Satz dachte ich: Ja, das kenne ich genau, so geht es uns auch!“

Marie hat vor zwei Jahren ihren Schwiegervater zu sich genommen, der körperlich noch sehr rüstig ist, geistig hingegen stark eingeschränkt. Mit einem geregelten Tagesablauf, externer Hilfe, Unterstützung durch die Schwester ihres Mannes – und mit Humor bewältigen alle zusammen die Situation. Für Lukas, ihren vierjährigen Sohn, ist der Großvater manchmal fast wie ein Bruder, scheint ihr.

„Die Idee mit den Schwimmflügeln fand ich toll von unserer Ministerin“, lacht Marie, „das wollte ich sofort ausprobieren.“ Zunächst war es gar nicht so leicht, Schwimmflügel in passender Größe zu finden. Bei einem Spezialversand wurde Marie fündig und bestellte vorsichtshalber gleich zwei Paar. Nachdem die Lieferung eintraf, wollte Marie eine Anprobe machen, aber wie nur? Vor dem Abendessen erzählte sie ihrem kleinen Lukas davon, dass sie bald mal wieder schwimmen gehen würden, wenn das Wetter weiterhin so warm bleibe. Als ob er es geahnt hätte, dass er ihr damit einen Gefallen tat: Lukas rannte zu seinem Schrank und zerrte seine Kinderschwimmflügel hervor. Damit rannte er zum Opa, der sie aufblasen sollte, dann tobte er mit Schwimmbewegungen durchs Zimmer und kündigte an, die Schwimmflügel so lange anzubehalten, bis er im Wasser wäre, „überheute". Marie schmunzelte begütigend: Bis zum Abendessen dürfe er sie auf jeden Fall anbehalten, sagte sie zu ihm. Aber das war mit Lukas nicht zu machen. Daraufhin beschloss Marie: „Dann ziehen wir zum Abendessen alle Schwimmflügel an!" Bevor der Opa sich's versah, bekam auch er ein Paar (Erleichterung, sie passten!), und ihr Mann und sie teilten sich das Ersatzpaar. Das war ein äußerst lustiges Abendmahl! Vor lauter guter Laune vergaßen sie ganz, ein Foto zu machen, und das tut Marie noch heute leid.

Die nächste Hürde war: in welches Schwimmbad? Bevor sich Marie mit ihrer Mannschaft in ein öffentliches Bad traute, wollte sie das Schwimmprogramm gerne mal etwas ungestörter ausprobieren. Aber ein nahe gelegener See schien ihr zu gefährlich. Bei einer Plauderei mit ihrer Schwägerin erwähnte diese eine Bekannte, die ein eigenes kleines Schwimmbad im Garten hatte.

Es dauerte nicht lange, da wurde ein Badenachmittag verabredet. Marie war schon sehr gespannt. Diesmal allerdings sperrte sich der Schwiegervater zunächst gegen die Schwimmflügel. Als Marie ihn dann aber beiseitenahm und ihn bat, heute ausnahmsweise Schwimmflügel anzuziehen, damit Lukas seine anbehalten würde, nickte der Opa verständnisvoll.

Sie hatten einen Sommertag wie im Bilderbuch erwischt, und alle hatten einen Heidenspaß im Wasser. Der Schwiegervater schwamm glücklich seine Bahnen, beschwerte sich höchstens mal über das arg kleine Becken, und die Schwimmflügel schienen ihn gar nicht mehr zu stören; Marie, die ja auch immer auf Lukas ein Auge haben musste, wusste jetzt: Mit den Schwimmflügeln könnten sie doch auch mal einen Ausflug an den See wagen.

Die Gastgeberin brachte allen ein Eis, Lukas entdeckte auf dem Gelände mit Begeisterung einen leeren Hasenstall, einen übervollen Johannisbeerstrauch und in einem Holzverschlag eine Kiste mit in die Jahre gekommenen Wasserspielsachen, die der Junge sofort an den Beckenrand schleifte. Jetzt warf er ein Teil nach dem anderen Richtung Opa ins Schwimmbad: einen Wasserball, eine Mickymaus-Figur, einen Tauchring, eine Sandschaufel, eine Plastikkugel, und schwups!, eine Gummi-Ente. Jedes Mal johlte er dabei und rief lauthals „Marmelade im Schuh!“ Dann sprang er wieder ins Wasser und begann eine kleine Wasser-Spielzeugschlacht mit dem Opa. Marie sah besorgt auf ihren wilden Sohn und seinen Großvater: Würde es dem alten Herrn nicht doch zu viel und zu laut werden? Die Stimmung konnte unvermittelt kippen. Und noch während sie das dachte, war es auch schon so weit: Sie hörte ihren Schwiegervater wütend ausrufen: „Die anderen sollen raus hier!“ „Wer?“, fragte ihn die Schwägerin sofort erschrocken, und alle schauten zu Opa, der einen rührend-seltsamen Anblick bot: Die kleine Gummiente hatte er beschützend unter seine rechte Achsel geklemmt, während er zornig mit den schwimmbeflügelten Armen versuchte, die anderen Spielsachen von sich weg zu schubsen. „Die anderen müssen weg hier, aber schnell!“, rief er nochmals aus.

„Aber der Opa darf die Ente nicht behalten!“ Jetzt drohte auch Lukas, anstrengend zu werden, denn er plärrte gleich weiter: „Ich will die Ente auch mal haben." Eine leckere Johannisbeerschorle und ein paar Käsebrote brachten wieder Ruhe in die Gesellschaft; die nette Gastgeberin hatte Lukas an die Hand genommen und mit ihm alle Spielsachen eingesammelt.

Marie staunte nicht schlecht, als sie am nächsten Tag in Opas Zimmer die Gummi-Ente entdeckte. Sie wusste erst nicht, ob sie seufzen oder grinsen sollte. Jedenfalls würde sie sich bei der Schwimmbadgastgeberin mit einem kleinen Blumenstrauß melden. Wie sie Lukas die vom Opa annektierte Ente erklären sollte, wusste sie allerdings noch nicht, und sie beschloss, erst mal nicht weiter darüber nachzudenken, sondern lieber das „Tier" als neue Persönlichkeit in der Familie zu begrüßen.

Tatsächlich wurde die schon etwas mürbe gewordene Gummiente einige Monate zur treuen Begleiterin des Großvaters. Sie bekam einen Platz neben seinem Teller, bei seinem Zahnputzbecher, in der Seitentürablage im Auto, neben seiner Nachttischlampe. Ein ungewöhnliches Bild: die noch immer imposante Erscheinung des einstigen Versicherungsfilialdirektors mit dem verblichenen Plastikspielzeug. – Aber in der Demenz ist die Zeit reine Gegenwart.

Aus ebenso unerklärlichen Gründen, weshalb der Großvater die Ente plötzlich in sein Leben aufgenommen hatte, schien sie nach einiger Zeit ihre Bedeutung zu verlieren. Zur Sicherheit bewahrt Marie die Gummi-Ente aber bei den Schwimmflügeln auf.

Immer nur chillen

Nicht jeder hat das Glück, im Alter eine Familie zu haben, die sich liebevoll kümmert: Leonore (81) wohnt in einem Seniorenheim in Süddeutschland. Sie hat keine Angehörigen mehr, vor einem Jahr starb ihre einzige Schwester. Sie leidet an einer leichten Form von Demenz und beäugt mit Argusaugen, was auf ihrer Station geschieht.

Leonore lebt seit einem Jahr im Pflegeheim. Dort hat sie ihren Stammplatz an dem großen Esstisch mit jahreszeitlich wechselnder Dekoration. Sie nimmt den Platz zum Frühstück ein und verlässt ihn, bis auf notwendige Gänge, erst wieder nach dem Abendbrot. Sie ist Beobachterin und Kommentatorin ihrer Mitbewohner und Mitbewohnerinnen, und auch die Qualität der Mahlzeiten, die Lautstärke des Radios, das den Gemeinschaftsraum beschallt, das Pflegepersonal und die nachmittäglichen Unterhaltungs- und Quizprogramme werden bewertet. An guten Tagen fällt ihr Urteil positiv aus, an schlechten ist alles schlecht.

Heute bekommt ein junger Mann, der für die Essensausgabe eingeteilt ist, sein Fett weg. Das Fleisch ist zu hart, das Gemüse zu weich, der Tee wird nicht schnell genug nachgeschenkt. Mit Löffeln, Gabeln und Messern klopfen die alten Damen und Herren auf die Tischplatte und bringen ihre Missmut lautstark zum Ausdruck. Eine erklärt sich zur Wortführerin und ruft: „Der will immer nur chillen!" Wobei sie „chillen" ausspricht, wie es geschrieben wird, und auch wenn niemand im Saal versteht, was sie meint, erntet sie heftigen Applaus.

Situationen wie diese sind für Leonore großes Kino. Fernsehen mag sie nicht, und auch die Tageszeitung liest sie nicht mehr. „Ich behalte nichts“, sagt sie und bekundet keinerlei Interesse für das, was außerhalb des Gemeinschaftsraums passiert. Sie hat weder Mann noch Kinder und wohnte bis zum Tod ihrer Schwester in deren Haus. Allein versorgen konnte sie sich nicht mehr, ging weder einkaufen, noch kochte sie, vergaß die Körperhygiene und kippte manchmal einfach um.

Im Heim hat sich ihr Zustand stabilisiert. Alle paar Wochen vereinbart sie selbstständig einen Termin beim hauseigenen Friseur, und im Winter bat sie eine entfernte Verwandte, die sie besuchte, ihr neue Pullover zu kaufen: „Was Schickes, Buntes!“, wünschte sie sich. Die Temperaturen waren draußen unter null Grad gefallen, und die Besucherin erkundigte sich, ob Leonore auch lange Unterwäsche benötige. „Nein, nein!“ Leonore grinste nur verschmitzt.

„Dieses Jahr gehe ich nicht Ski fahren.“ Dabei hatte sie ihr Leben lang noch nie auf „Brettln“ gestanden.

Viele ihrer Mitbewohnerinnen kennt Leonore aus Kindheitstagen, gemeinsam haben sie auf der Straße Himmel und Hölle gespielt, haben sich Schulweg und Pausenbrot geteilt. War sie anfangs erfreut, die eine oder andere im Heim wiederzutreffen, nachdem man sich jahrzehntelang aus den Augen verloren hatte, machte sich dann schnell Enttäuschung breit. „Die hört nichts, die versteht nichts, die kann nicht mehr sprechen“, hat Leonore herausgefunden und fällt ihr Urteil: „Die sind alle ganz verduddelt.“

Eine Tischnachbarin, eine Dame mit feinen Gesichtszügen und Goldschmuck an den zartgliedrigen Fingern, nestelt ständig an ihrem Geldbeutel, öffnet ihn, überprüft den Inhalt, schließt ihn, öffnet ihn erneut. Jeden Besucher bittet sie, ihr ein Taxi zu bestellen, das sie nach Hause bringt. Sie wedelt mit Geldscheinen, zieht die wertvollen Ringe ab und offeriert sie. „Sie können nicht nach

Hause, da wären Sie ganz allein." – „Nein, nein, meine Schwestern sind da und warten auf mich." Leonore weiß es besser: „Die Schwestern sind schon lange tot."

Woher sie über alles Kenntnis hat, obwohl sie angeblich mit niemandem reden kann, bleibt schleierhaft. Vermutlich ist Leonore die Bestinformierte auf ihrer Station. Andererseits vergisst sie, wer sie besucht hat oder dass überhaupt Besuch da war. „Zu mir kommt niemand!" Und die Blumen im Zimmer? Das kleine Buch? Die Schokolade? „Ach, ja."

Der Arzt diagnostizierte bei Leonore eine leichte Form von Demenz. Ihren Alltag organisieren könnte sie nicht mehr. Die Bearbeitung der Post, die sich über Monate ungeöffnet in Schubladen gestapelt hatte, und Bankgeschäfte erledigt mittlerweile eine Betreuerin für sie. Leonore scheint es zu genießen, sich um nichts kümmern zu müssen. Über die Vergangenheit redet sie nie. Fotoalben wollte sie partout nicht ins Heim mitnehmen, ebenso wenig persönliche oder Einrichtungsgegenstände: „Alles altes Zeug!" Das Mobiliar in ihrem Zimmer kommt nicht besser weg: „Das Bett ist furchtbar, da kann man nicht drauf liegen." Auf die Frage, ob eine neue Matratze besorgt werden solle, wehrt sie sich mit Händen und Füßen. Sie könne sowieso nicht schlafen, da ihre Zimmernachbarin die ganze Nacht hindurch schreie und ständig nach der Pflegerin läute. „Dann sehen wir zu, dass du in ein Einzelzimmer umziehen kannst." – „Bloß nicht", sagt Leonore, die sich die letzten Jahre das Schlafzimmer mit ihrer Schwester geteilt hat. Und äußert dann doch noch eine Bitte: „Bringe mir einen zweiten Wecker mit, damit ich morgens pünktlich aufwache!"

Deutsche Marschlieder

Auch Mathieu Leonhards (61) Vater Charles lebt in einem Pflegeheim. Jeden Abend nach der Arbeit und am Wochenende besucht der Grafikdesigner den 88-Jährigen, der bis 2010 allein in seinem Haus im elsässischen Haguenau wohnte.

„Hasch weh?“- „Tut dir etwas weh?“ erkundigt sich Mathieu Leonard im schönsten Elsässisch regelmäßig nach dem Befinden seines Vaters. Und in seinen Augen kann er lesen, dass dieses kleine Ritual ihm wohltut, dass er ihn erkennt und sich über seinen Besuch freut. Die fürsorgliche Frage und die stumme, aber vielsagende Antwort offenbaren eine lange liebevolle Vater-Sohn-Beziehung, das tägliche Sich-Vergewissern, Kümmern und nicht zuletzt einen spielerischen, heiteren Umgang.

Das Leben seines Vaters, Charles Leonhard, hatte sich 2003 von Grund auf geändert. Der Tod seiner Frau Margot war eine Zäsur nach vielen glücklichen gemeinsamen Jahren. Während ihrer Krebserkrankung hatte er ihr noch liebevoll zur Seite gestanden und sich fürsorglich gekümmert. Mit ihrem Verlust kehrte das Leid in sein Haus mit Garten ein. Charles Leonhard zog sich immer mehr zurück, brach peu à peu sogar den Kontakt zu langjährigen Freunden ab. Im familiären Netz blieb er allerdings aufgefangen: Ein- bis zweimal die Woche sorgte eine Putzfrau für Ordnung, und allabendlich besuchte er Sohn und Schwiegertochter, die nur 300 Meter entfernt wohnten, und nahm mit ihnen gemeinsam das Dîner ein.

Doch es dauerte nicht lange, da war die Stimmung am Esstisch angespannt, immer häufiger kritisierte der alte Mann, der stets ausgeglichen und freundlich gewesen war, an seiner Schwiegertochter Marie herum ... Aber werden wir nicht alle im Alter etwas eigen?

Auch als eine junge Nachbarin anrief und Mathieu Leonhard informierte, dass tagsüber oft „komische" Leute den Vater aufsuchten, beunruhigte ihn das nicht. Im Hause Leonhard war es stets Usus gewesen, Hilfsbedürftigen etwas zu geben. Die aufmerksame Nachbarin aber ließ nicht locker: „Wenn Sie das Haus von vorn betreten, verlassen es diese Menschen durch die Hintertür", insistierte sie ein halbes Jahr später. Von nun an war Mathieu Leonhard wachsamer, traf aber nie Besuch bei seinem Vater an. Es war 2008, als er sich über die vielen Briefumschläge und das offene Scheckbuch des Vaters auf dessen Wohnzimmertisch wunderte, doch konnte er ihm verbieten, für wohltätige Zwecke zu spenden? Schließlich war es sein Geld, das er jahrzehntelang als brillanter Rechner in der Buchhaltung verdient hatte.

Als Charles Leonhard seinen Sohn aber im Frühjahr 2009 um Geld bat, wurde Mathieu stutzig. Auch bei seiner Schwester war er vorstellig gewesen. Das war nicht möglich! Der alte Herr bezog eine gute Rente. Die Geschwister einigten sich, ihren Vater von einem Facharzt untersuchen zu lassen, und stellten bei einfachsten Fragen zu Alltagsdingen erschrocken fest: „Da hat nichts mehr gestimmt."

Eine Schwester Mathieu Leonhards wurde zur offiziellen Betreuerin des Vaters bestimmt und nahm Einsicht in dessen Bankgeschäfte: 80 000 bis 90 000 Euro fehlten, die er gespendet, verschenkt oder anderweitig verloren hatte. Jetzt sprach Charles Leonhard auch erstmals von der Angst, ungewollten Besuch zu bekommen.

Auch wenn er sich in seinem Haus mithilfe von Zetteln, die er überall hinklebte, noch einigermaßen zurechtfand, war es 2010 nicht mehr möglich, den alten Herrn über Stunden sich selbst zu überlassen: „Papa, du kannst nicht mehr alleine sein!"

In dem Pflegeheim ganz in der Nähe, das die Familie auswählte, lebte sich Charles Leonhard schnell ein. In seinem eigenen Zimmer spielte er, der stets ein guter Musiker gewesen war, Klavier, schrieb kleine Texte und studierte die Sternbilder am nächtlichen Himmel. Sein Lieblingsthema aber war seine Zeit bei der Wehrmacht, über die er nie zuvor mit seinen Kindern gesprochen hatte. Wie so viele seiner Generation hatte auch Charles seine Kriegserlebnisse verdrängt. Jetzt, wo er andere Lebensereignisse komplett vergessen hatte, übernahmen sie die Führung in seinem Gedächtnis. „Pst, Papa!", sagte Mathieu Leonhard, wenn sein Vater unter Kopfschütteln der französischen Mitbewohner textsicher deutsche Marschlieder anstimmte.

Das Gehen fiel ihm zunehmend schwerer und seit zweieinhalb Jahren sitzt Charles Leonhard im Rollstuhl. Auch sprechen kann er mittlerweile nicht mehr. Aber sein Sohn findet immer etwas, das sie verbindet. Gemeinsam sehen sie fern oder beobachten sommers Hühner und Hasen im Garten. Sonntags schiebt Mathieu seinen Vater ab und an im Rollstuhl zum Fußballplatz und freut sich, wenn er begeistert Ball und Kickern hinterherguckt. Manchmal, wenn Mathieu Leonhard sich Laptop und Arbeit mitbringt, sitzt er einfach still daneben, froh, dass jemand da ist. „C'est bien", sagt der Sohn. Er spürt, wenn es dem Vater gutgeht. Und er ist dankbar für die Ordensfrauen, die sich hingebungsvoll um die älteren Herrschaften kümmern. „Für mich sind diese Frauen Heilige!", sagt er.

Indessen das weltliche Pflegepersonal oft sehr laut mit den Bewohnern spreche, redeten die Nonnen immer leise und einfühlsam. Und obwohl viele der alten Menschen schlecht hörten, verstünden sie die Ordensfrauen immer. „Die Normalität im Umgang ist so wichtig", hat Mathieu Leonhard erkannt. Dazu ermahne er auch immer seine Söhne, denen es schwerfalle, den Opa, der vor zehn Jahren noch als begeisterter Bergsteiger in den Alpen unterwegs war, heute in diesem Zustand zu sehen. Zwei Bypässe habe sein Vater, erzählt er und resümiert: „Der Körper kann fit gehalten werden, der Kopf nicht."

Und doch... „Hasch weh?" Auch wenn Charles Leonhard keine Wörter mehr formulieren kann, sprechen doch seine Augen zu Mathieu: „Nein, mir tut nichts weh. Und ich freue mich, dass du da bist."

Das war ich nicht!

Die Eltern von Klara Wurth (62), beide über neunzig, leben in ihrem eigenen Haus, unterstützt von einer Pflegerin und ihrer Tochter, die nebenan wohnt und mehrmals täglich vorbeischaut. Bereits vor 15 Jahren erkannte Klara Wurth bei ihrer Mutter Maria erste Anzeichen von Demenz. Sie berichtet von kleinen alltäglichen Missgeschicken, welche die inzwischen 93-Jährige partout nicht wahrhaben will.

„Flecken? Da hat der Josef wieder nicht aufgepasst!“ Klara Wurth hatte ihre Mutter nur sanft auf die bekleckerte Bluse hingewiesen, aber Maria setzte sich sofort heftig zur Wehr und beschuldigte ihren Mann.

Maria und Josef sind seit mehr als 60 Jahren verheiratet. Gemeinsam erlebten sie gute und weniger gute Zeiten. Jetzt sind über neunzig, sitzen in ihren Sesseln im Wohnzimmer, dazwischen ein Tischchen mit Gebäck und Tee. Während Josef die Zeitung liest oder sich im Fernsehen über Nachrichten aus aller Welt informiert, döst Maria meist vor sich hin. Wacht sie auf, nippt sie an ihrer Tasse Tee, verzieht angewidert das Gesicht, schüttelt sich: Der Tee ist kalt, und kalten Tee mag sie nicht. Ohne zu zögern, nimmt sie die bis zum Rand gefüllte Tasse und leert den Inhalt auf den Sessel. „Aber Mutter! Was machst du denn da?“, fragt Klara Wurth bestürzt. „Ich?“, kommt die unschuldige Antwort. „Ich war das nicht!“

Was nicht sein darf, existiert für Maria nicht. Sicher, sie registriert, dass ihr Mann, der seit einer schweren Erkrankung körperlich gebrechlich, aber geistig fit ist, sich bisweilen bei der Tochter beschwert, dass Maria keine Antwort gebe oder Dinge erzähle, die nicht stimmten: „Man kann über nichts mehr mit ihr reden", stöhnt er. Und sie fragt dann: „Hat er wieder über mich gescholten?" Dabei war sie es, weiß Klara Wurth, die ihrem Mann das Leben oft nicht leicht gemacht hat. Die Dominanz hat die alte Dame jedoch abgelegt. „Sie ist milder geworden", sagt die Tochter und freut sich, wenn Maria ihre Hände nimmt und dankbar sagt: „Bisch ä guts Maidli!"

Die Mutter war Ende siebzig, als sie auf einmal umkippte. Zwei Wochen später passierte das Gleiche, kurz darauf wieder. „Mal mussten wir sie im Haus, mal im Garten auflesen", erinnert sich Klara Wurth. Untersuchungen ergaben ein Vorhofflimmern, sprich eine Herzrhythmusstörung. „Diese körperlich schwere Zeit hat sie sehr mitgenommen", sagt die Tochter. Sie bemerkte damals nicht nur physische Veränderungen. Auf einmal fand sich die alte Dame, die ihr Leben lang gekocht hatte, nicht mehr in der eigenen Küche zurecht. Sie verwechselte Zucker und Salz, kredenzte ihrem Mann Fleisch ohne irgendwelche Beilagen. Sprach man sie darauf an, stritt sie ab. Nein, es habe auch Gemüse und Kartoffeln gegeben. Nein, die Suppe war nicht versalzen. „Ihr Geschmackssinn lässt immer mehr nach", registriert Klara Wurth.

Kochen kann Maria schon lange nicht mehr. Auch in der Küche helfen mag sie nicht. „Sie sitzt vor einem Kopf Salat und weiß nicht, was sie damit anfangen soll", hat die Tochter beobachtet. „Ich habe keinen Hunger", sagt sie oft, isst dann aber regelmäßig, Frühstück, Mittag-, Abendessen. Was auf den Tisch kommt, ist ihr gleich. Sauerbraten und selbst geschabte Spätzle, einst eines ihrer Lieblingsgerichte, vertilgt sie kommentarlos. Keine Mahlzeit ist besser oder schlechter als eine andere.

Indessen Josef sich im Sommer gerne draußen im Hof aufhält, kann Klara Wurth ihre Mutter immer seltener motivieren, sich wenigstens innerhalb des Hauses zu bewegen. „Ihr Leben spielt sich mittlerweile zwischen Bett, Küche und Sessel ab", bedauert sie. Vor einigen Jahren hätten sie noch regelmäßig zusammen Einkaufsbummel unternommen, doch immer häufiger habe die Mutter abgewehrt: „Heut isch mir's nit danach." Dafür sei sie dann nachts aktiv geworden und durchs Haus gegeistert, habe alle Schränke ausgeräumt, um zu prüfen, ob etwas fehle. Ständig habe sie befürchtet, bestohlen worden zu sein.

Klara Wurth, die über zwanzig Jahre im Sekretariat der Geriatrischen Abteilung einer Klinik gearbeitet hat, geht die Veränderung der eigenen Mutter dennoch sehr nahe. „Ich bin froh, dass sie mich noch erkennt", sagt sie und erzählt dann schmunzelnd von einer Ausnahme, als sie mit neuer Frisur bei der Mutter auftauchte. Maria sah sie befremdet an. „Aber ich bin's doch! Ich war nur beim Friseur." Darauf die entrüstete Antwort: „Natürlich! Ich werd doch mein Klärle erkennen!"

Aufheitern kann Klara Wurth ihre Mutter, wenn sie alte Zeiten heraufbeschwört: „Erzähle doch mal aus deiner Jugend!" Dann beschreibt Maria die Zigarrenfabrik, in der sie als junges Mädchen gearbeitet hat, weiß die Namen und Geschichten der Frauen, die neben ihr die grob zerpflückten Blätter in Um- und Deckblatt wickelten. Die nähere Vergangenheit hat Maria mittlerweile ausgeblendet. So bittet sie immer wieder darum, ihre Schwester zu besuchen, die zuletzt in einem Pflegeheim lebte und vor fünf Jahren starb. Ebenso verdrängt hat sie, dass sie in genau diesem Heim letztes Jahr für drei Wochen zur Kurzzeitpflege war. Aus dem Urlaub zurück, fragte Klara Wurth: „Und Mutter, wie war's?"

Marias empörte Antwort: „Da war ich nicht! Ich bin doch noch nicht so, dass ich ins Pflegeheim muss!"

Das Personal hingegen hat die resolute Dame keineswegs vergessen. Eines Mittags bestand sie darauf, ihre Suppe mit der Gabel zu essen und wollte sich auch nicht belehren lassen. Als ihr die wohlgemeinten Ratschläge zu viel wurden, nahm sie ihre Gabel und schleuderte sie mit Kraft und Wut in den Teller der Tischnachbarin, dass die Suppe nur so spritzte. Ein schlechtes Gewissen – „oh mein Gott, was habe ich da nur gemacht?" – plagt Maria nie. Ihre kleinen Aussetzer hat sie sofort vergessen. Das ist letztendlich beruhigend für ihre Tochter. „Auf mich", sagt Klara Wurth, „macht sie einen zufriedenen Eindruck."

Der Eiffelturm in München

Bobby Brederlow (53) ist Deutschlands berühmtester Schauspieler mit Down-Syndrom, ausgezeichnet mit „Bambi“ und „Goldener Kamera“. In „Liebe und weitere Katastrophen“ spielte er sich in die Herzen der Zuschauer, regelmäßig übernimmt er Rollen in TV-Filmen und -Serien. Seit 1989 wohnt Bobby bei seinem Bruder Gerd Brederlow (Jahrgang 1951) und dessen Lebenspartner Udo Bandel in München. Für beide war immer klar: „Bobby lebt in seiner eigenen Welt.“ Und seit zwei Jahren auch mit Demenz.

Bobby hält den Männerhaushalt im Münchner Lehel auf Trab. Um fünf Uhr in der Früh aufstehen, Bobby beim Zähneputzen helfen, ihn rasieren, ihn duschen, ihn anziehen. Das Frühstück wird zelebriert mit Stoffservietten und reich gedecktem Tisch. Zwischen 6.20 und 6.30 Uhr kommt der Bus, um Bobby an drei Tagen in der Woche zu seinem Arbeitsplatz in einer Behindertenwerkstatt zu fahren. „Früher hat er das selbstständig mit der U-Bahn gemacht“, erzählt Gerd Brederlow, doch auf einmal sei sein Bruder verunsichert gewesen, wusste nicht mehr wo um- und in welche Bahn einsteigen.

Vor zwei Jahren sei er sich der Veränderungen erstmals bewusst geworden. „Du, Herr Bredi, heute Abend kommt Tatort“, sagte Bobby, der für sein Leben gerne fernsieht. Fünf Minuten später das Gleiche: „Du, Herr Bredi, heute Abend kommt Tatort.“ Diese Ansage konnte er 15-mal wiederholen. Oder er fragte: „Was haben wir heute für einen Tag?“ – „Montag.“ – „Was für ein Datum?“ – „Den Siebten.“ – „Was für einen Monat?“ – „Oktober.“ – „Was für ein Jahr?“ – „2013.“ Und das Ganze wieder von vorn: „Was haben wir heute für einen Tag?“ … „Bobby hat einen Abreißkalender“, erklärt „Herr Bredi“, wie sein Bruder ihn nennt. Stets war er bestens über das Datum informiert, doch plötzlich riss er zu viele Blätter ab und kam völlig durcheinander. „Das stimmt nicht, was du sagst“, erwiderte er verärgert, „in meinem Kalender steht, heute ist Samstag.“

Schnell diagnostizierten die Ärzte Demenz, die bei Menschen mit Down-Syndrom früh beginnen kann. Kleine Alltagsaufgaben, die Bobby regelmäßig und zuverlässig erledigt hatte, wollten nicht mehr gelingen. So war er immer ein Meister im Tisch-Eindecken – eine Arbeit, die er liebte und die er auch in der hauswirtschaftlichen Abteilung der Behindertenwerkstatt verrichtet. „Hausmeister Krause“ nennen ihn deshalb witzelnd Gerd Brederlow und sein Partner. Auf einmal arrangierte Bobby acht Tischsets, sechs Gabeln und fünf Teller auf dem Tisch. Er hatte die Übersicht verloren. Oder Gerd Brederlow sagte nach dem Frühstück: „Bobby, ich gehe jetzt kurz ins Büro und hole dich in einer Stunde ab. Du hast einen Zahnarzttermin.“ Kam er zurück, stand Bobby nackt im Bad und wollte duschen. Er hatte schlichtweg vergessen, dass er bereits am frühen Morgen in der Dusche gewesen war.

Brederlow, der das Büro seiner Modeagentur direkt gegenüber der privaten Altbauwohnung hat und vom Schreibtisch aus in Bobbys Zimmer sehen kann, merkte bald, dass er und „Mister Herr Bendel“, wie Bobby seinen Lebensgefährten nennt, sich Hilfe holen mussten. Sein Bruder brauchte mehr Aufmerksamkeit, und es wurde schwieriger, ihn allein zu lassen. Ständig drehte er alle Heizkörper bis zum Anschlag auf, sorgte für Festbeleuchtung in der ganzen Wohnung und entsprechende Heiz- und Stromrechnungen. Seit einem halben Jahr kommt zweimal die Woche Max, ein Praktikant der „Lebenshilfe“, „unser Au-pair-Männchen“, wie Brederlow schmunzelnd sagt. Max hat bei Bobby einen Stein im Brett, geht mit ihm ins Deutsche Museum, in den Zoo, ins Kino, spielt mit ihm Mensch ärgere dich nicht. Die Chemie zwischen den beiden stimmt und Gerd Brederlow hat bereits jetzt Bedenken, wie Bobby reagieren wird, wenn er sich nach einem Jahr an einen neuen Praktikanten gewöhnen muss. Routine und ein vertrautes Umfeld sind für den 53-Jährigen wichtig. So geht er einmal die Woche in den „Mittwochsclub“, wo sich Menschen mit Behinderung für gemeinsame Unternehmungen treffen. Hier kennt er alle und fühlt sich wohl. Selbst im Urlaub auf Ibiza erinnert er an seinen wichtigen Termin: „Heute Abend muss ich zum Mittwochsclub!“ Und Gerd Brederlow ist erstaunt: „Den Mittwoch vergisst er nie!“

Auch seine Texte behält Bobby. So stand er 2014 zweimal fürs Fernsehen vor der Kamera, drehte für „Koslowski & Haferkamp“ und die „Rosenheim-Cops“. „Sein Coach war begeistert“, berichtet Brederlow, „er konnte seinen Part aus dem Effeff.“ Andererseits: Trifft er im Treppenhaus die Nachbarin, mit der er seit Jahrzehnten bekannt ist, fragt er: „Hallo Helga, wie geht's deinem Hund?“ – „Ich bin Ines“, klärt sie ihn auf, „ich hatte noch nie einen Hund.“ – „Die spinnt“, sagt Bobby und geht weiter. Bisweilen sei sich sein Bruder seiner Situation durchaus bewusst, weiß Gerd Brederlow. „Ich bin vergesslich und tüdelig“, bemerke er gelegentlich, und manchmal, wenn ihm gewahr werde, dass etwas schiefgelaufen sei, kommentiere er selbstironisch: „Ach, Herr Bredi, schon wieder diese Demenz!“

Lachen musste Gerd Brederlow, als er mit Bobby zum Geburtstag einer Freundin eingeladen war, deren Vater ebenfalls mit Demenz lebt. Bobby beobachtete den alten Herrn, der in seinem Sessel saß und las. „Du, Herr Bredi“, stellte er fest, „da stimmt was nicht. Der liest immer dieselbe Seite. Der ist bestimmt dement.“ Dass er selbst seit zwei Jahren nicht über die erste Seite von „Harry Potter“ hinauskommt, wollte er in diesem Augenblick nicht wahrhaben.

Letzten Sommer haben die drei Männer Bobbys Geburtstag am 17. Juni auf Ibiza gefeiert. Einige Tage später, zurück in München, forderte Bobby seinen Bruder auf: „Wir müssen Kerzen und eine Torte kaufen. Mister Herr Bendel hat heute Geburtstag.“ – „Nein, Bobby“, versicherte Brederlow, „heute ist der 28., und er hat erst am 3. Juli Geburtstag.“ Schnurstracks ging Bobby zu seinem Kalender, trennte ein paar Blätter heraus und präsentierte stolz das Kalenderblatt vom 3. Juli. „Siehst du“, sagte er im Brustton der Überzeugung, „heute hat Mister Herr Bendel Geburtstag.“

Anfangs sei es ihm schwergefallen, mit der neuen Situation zurechtzukommen, gesteht Gerd Brederlow. Die „eigene Welt“, in der Bobby schon immer gelebt habe, sei nochmals eine andere geworden. Er und sein Partner hätten erst einmal lernen müssen, nicht ständig zu korrigieren, sondern zuzulassen. Wenn Bobby auf einmal meint, den Kartoffelbrei mit dem Messer schneiden zu müssen, soll er. Wenn er keine Kapern isst, weil er glaubt, es seien Kaulquappen, in Ordnung. Geht Gerd Brederlow mit ihm in München durch die Liebigstraße zum nächsten Supermarkt und Bobby sagt: „Ach, es ist ja so schön in Berlin!“, stimmt er zu: „Ja, es ist schön in Berlin.“ Und wundert sich auch nicht, wenn der Bruder nach getätigtem Einkauf glaubt, in Paris zu sein: „Schau mal, Herr Bredi! Da vorne steht der Eiffelturm!“

Vier Frauen auf dem Sofa

2008 gründete Hildegard Krüger (64) die Alzheimer Gesellschaft Emden-Ostfriesland e.V. Zuvor war sie zwölf Jahre lang als Gerontopsychiatrische Fachkraft in der Altenpflege tätig. Bereits seit 2001 moderiert und betreut sie Gruppen Angehöriger von Menschen mit Demenz und wirbt für Verständnis: „Rational denkenden Menschen fällt es schwer zu begreifen, dass Demente ihr eigenes, ganz anderes inneres Erleben haben."

„Nicht diskutieren! Nicht kritisieren! Nicht argumentieren!", rät Hildegard Krüger für den Umgang mit Menschen mit Demenz und erklärt: „Die Betroffenen haben ein ausgeprägtes Gefühl dafür, ob sie wertgeschätzt werden."

Als Beispiel nennt sie eine Begebenheit in dem Seniorenheim, in dem sie zu einer Zeit gearbeitet hat, als noch Zivildienstleistende das Pflegepersonal unterstützten. „Die meisten waren sehr freundlich", erinnert sie sich, und besonders einer ist ihr im Gedächtnis geblieben. „Ein sehr netter Zivi", wie sie sagt, „aber manchmal ein bisschen arg vorwitzig." So warf er sich eines Tages in Pose und kredenzte einer alten Dame, die nach etwas zu trinken verlangt hatte, eine Flasche Mineralwasser wie ein Oberkellner den Grand Cru im Vier-Sterne-Lokal. Nonchalant hielt er ihr das Etikett unter die Nase und fragte: „Passt der Jahrgang?" Die Frau wich zurück, blickte zuerst irritiert auf die Flasche, dann irritiert auf den Zivi. Der lachte über seinen kleinen, nicht übel gemeinten, aber misslungenen Scherz. Die Dame aber ließ ihn nicht ungeschoren davonkommen: „Junger Mann!", entrüstete sie sich, „ich weiß, dass ich krank bin, aber blöd bin ich noch lange nicht!"

In Schulungen und Einzelgesprächen geben Hildegard Krüger und ihr Team Angehörigen Rat, sie betreuen eine Selbsthilfegruppe, vermitteln ausgebildete Alltagsbegleiterinnen in Haushalte und leiten Betreuungsgruppen – in der Malschule der Kunsthalle Emden, wo unter Anweisung einer Kunsttherapeutin gepinselt und geformt wird, sowie im Ökowerk, einem Umweltbildungszentrum, in dem das Erleben über die Sinne im Vordergrund steht. Mit dem breit gefächerten Angebot ist der Verein bemüht, so viele Menschen wie möglich anzusprechen und zu unterstützen. „Es gibt mehr als fünfzig Formen von Demenz", weiß Hildegard Krüger. Für jeden einzelnen Betroffenen ist es wichtig, dass er dort abgeholt wird, wo er ist, dass er Menschen um sich hat, die Verständnis für ihn und seine Situation zeigen.

Dieses Glück hatte ein älterer Herr, der mit Lewy-Körper-Demenz lebte und wiederholt visuelle Halluzinationen hatte. „Seine Frau konnte ihm nicht helfen", berichtet Hildegard Krüger, doch er hatte eine sehr enge Bindung zu seinem Sohn, mit dem er häufig telefonierte. So griff er eines Tages sehr verzweifelt zum Hörer und berichtete dem Sohn von einem „großen Problem": „Bei mir sitzen vier Frauen auf dem Sofa", schilderte er und fragte verzagt: „Was soll ich nur mit vier Frauen? Das ist mir zu viel. Ich kann doch nicht mit vier Frauen in die Stadt!" Der Sohn hörte die tiefe Verzweiflung in der Stimme des Vaters, im Hintergrund die Mutter, die weinte und schluchzte: „Er kennt mich nicht mehr." Er reagierte ganz ruhig: „Das ist kein Problem, Vater", sagte er sanft. „Du gehst jetzt zum Sofa, streckst die Hand aus, und die Frau, die sie nimmt, mit der gehst du in die Stadt." Der alte Mann tat, wie ihm geheißen, ergriff die Hand seiner Ehefrau, und die drei anderen Damen lösten sich in Luft auf. Zufrieden gingen die beiden in die Stadt.

Die wildfremde Frau

Im Schwarzwald wohnt Maria (86) mit ihrer Tochter Brigitta (54), Schwiegersohn und Enkeln. Maria liebt den Umtrieb, denn sie hat Angst, allein zu sein, seit sie von Demenz betroffen ist.

Die Metzgersfrau war es, die Brigitta vor fünf Jahren darauf aufmerksam machte, dass mit der Mutter etwas nicht stimmte. Dreimal hatte Maria an einem Vormittag vor der Theke gestanden und immer wieder die gleiche Bestellung aufgegeben. „Das haben Sie doch schon vor einer Stunde gekauft. Gehen Sie lieber mal wieder nach Hause."

Im Alltag war Brigitta zwar aufgefallen, dass ihre Mutter ab und an etwas vergaß, doch erst jetzt wurde ihr bewusst, dass die Frau, die ihr Leben lang in der Familie die Hosen angehabt hatte, nicht mehr so konnte, wie sie wollte. „Ich werde immer blöder", ärgerte sich Maria über das Karussell in ihrem Kopf. „Blöd", sagt Brigitta, „war ein Wort, das sie früher nie in den Mund genommen hätte, weder für sich noch für andere." Jetzt wurde es Maria peinlich, Bekannten und Nachbarn auf der Straße zu begegnen. Sie wollte nicht dabei ertappt werden, einen Namen nicht mehr zu wissen oder eine Frage nicht beantworten zu können. Für den nachmittäglichen Spaziergang mit ihrer Tochter bat sie, Wege auszuwählen, die wenig frequentiert sind. Eines Tages allerdings, sie gingen gerade am Balkon eines Hauses vorbei, erkannte sie darauf eine alte Bekannte. „Schnell, schnell, Brigitta", sagte sie aufgeregt, „wir verstecken uns hinter einer Hecke!" – „Aber Mutter, die Frau hat uns doch gesehen." Nichts zu machen: Maria huschte ins Gebüsch, zog die Tochter hinter sich her und erklärte: „Ich will nicht mit der schwätzen."

Dass sie sich einmal gemeinsam mit ihrer Mutter wie Lausbuben, die einen Streich ausgeheckt hatten, hinter eine Hecke ducken würde, hätte Brigitta sich nie träumen lassen. Maria, in eine kinderreiche Familie geboren und bereits als siebenjähriges Mädchen auf einen Hof als Arbeitskraft verschickt, war ihr Leben lang eine nüchterne Person gewesen, pflichtbewusst, arbeitsam und sehr „realistisch". Selbst als ihre eigenen Kinder klein waren, gab es zum Geburtstag keine Umarmung, sondern nur einen Händedruck. Sie hatte es nicht anders gelernt. Für die Großfamilie wusch sie jahrzehntelang die Wäsche und duldete dabei keine Unterstützung. „Das war ihr Regiment", sagt Brigitta lachend und erinnert sich an Zeiten, als die Mutter wie ein „Kommandant" Schlafzimmertüren aufriss und im Befehlston fragte: „Habt ihr noch weiße Wäsche?" Als sie merkte, dass Pullover immer öfter eingelaufen und Handtücher verfärbt waren, gab sie ihren Posten ab. „Sie ist weicher und liebevoller geworden", hat Brigitta beobachtet. „Danke, dass du das für mich machst", sagt Maria morgens, wenn die Tochter ihr beim Anziehen behilflich ist.

Auch die Blätter mit Rechenaufgaben, die Brigitta ihr hinlegt, versucht Maria gewissenhaft zu lösen. Früher hat sie für das Geschäft ihres Mannes die Büroarbeit erledigt. „Gut rechnen zu können, ist wichtig", hatte sie ihren vier Kindern immer gepredigt, und statt abends eine Gutenachtgeschichte vorzulesen, übte sie mit Sohn und Töchtern das Einmaleins. Jetzt plagt sie sich zum ersten Mal selbst mit den Zahlen. „Multiplizieren klappt super, Addieren einigermaßen, das Subtrahieren ist katastrophal", erkennt Brigitta. Maria schreibt Zahlen untereinander, zieht einen Strich, und dann will ihr einfach nicht mehr einfallen, was zu tun ist. Doch das soll die Tochter nicht merken. Vorsichtig trennt sie deshalb mit den

Fingern die ungelösten Aufgaben aus dem Rechenblatt heraus und überreicht mit Unschuldsmiene das Fragment. „Aber Mutter", fragt Brigitta, „was hast du denn da gemacht?" Der steigen dann Tränen in die Augen: „Herrschaft noch mal! Dass ich das nicht mehr weiß!"

Froh ist Maria über die kleinen Dienste, die Brigitta ihr in der Küche zuteilt. Stets aufs Neue zeigt Brigtta ihr, wie man Kartoffeln schält oder Karotten schabt. Dann sitzt Maria zufrieden über der Schüssel mit Gemüse und widmet sich hingebungsvoll der Hausarbeit. Dass sie eine Stunde benötigt, um Feldsalat zu putzen, ist zweitrangig. „Sie macht das perfekt und ist mir eine große Hilfe", freut sich die Tochter. Zudem kann die selbstständig Berufstätige, wenn Maria beschäftigt ist, auch mal für eine Stunde das Haus verlassen. Die Mutter vergisst dann, dass sie allein ist. Seit sie dement ist, möchte sie immer jemanden um sich haben. Besonders glücklich ist sie, wenn die Enkel da sind. Ist das Haus leer, bekommt sie es mit der Angst zu tun. Deshalb ist Brigitta froh, wenn ihre Freundin Martina ihr ab und an Unterstützung anbietet.

Maria kennt Martina schon lange, und so lässt Brigitta die beiden eines Tages beruhigt zurück, um zur Arbeit zu gehen. Martina hantiert gerade in der Küche, beginnt, das Mittagessen vorzubereiten, als plötzlich Maria an der Tür steht. Die alte Frau blickt sie entsetzt an, dreht sich abrupt um und marschiert schnurstracks, die Schürze noch umgebunden, ohne Jacke, ohne Mantel aus dem Haus, zwei Straßen weiter, wo eine weitere Tochter wohnt. Sie klingelt Sturm und verkündet zutiefst erschrocken: „Du! Bei der Brigitta steht eine wildfremde Frau in der Küche und kocht!"

Ein Wunder der Natur

Als bei Raymona von Arnims (59) Mutter Wilma (Jahrgang 1926) vor zwanzig Jahren Alzheimer-Demenz diagnostiziert wurde, glaubte sie, es handele sich um eine „schreckliche Krankheit". Mittlerweile hat sich ihre Wahrnehmung verändert: „Es wird einem viel Leichtigkeit genommen, aber gleichzeitig viel an Tiefe geschenkt."

Vergangene Woche waren Raymona von Arnim und ihre Mutter beim Friseur. Wilma war früher fertig, und während die Tochter noch von fachkundigen Händen gestylt wurde, setzte Wilma sich in die Mitte des Salons und plauderte mit den Angestellten. Von ihrem Platz aus beobachtete Raymona, wie die „jungen Damen um die Mutter herumtanzten", hörte lautes „Gegacker", verstand aber nicht, warum alle so herzhaft lachten. Sie sah, dass der Chef zu der lustigen Truppe stieß und auch er sich „vor Lachen kringelte". „Was ist denn hier los?", wollte sie wissen, und Wilma hatte sofort eine plausible Antwort parat: „Die sind alle so fröhlich, weil sie hier arbeiten dürfen!"

Ihre Mutter liebt es, andere zum Lachen zu bringen, hat Raymona von Arnim festgestellt: „Sie hat einen Humor entwickelt, den sie früher nicht hatte." So sei der Standardsatz der Bayerin auf die Frage, wie es ihr gehe: „Gestern is noch gange." Von Anfang an seien sowohl Wilma als auch die ganze Familie offen mit dem Thema Demenz umgegangen. Allein das Umfeld wollte nicht wahrhaben, wenn sie offenbarte, sie sei dement: „Nein, du doch nicht!"

Raymona von Arnim glaubt, ihre Mutter habe sich „in die Demenz fallen lassen" und fasst kurz deren Lebensgeschichte zusammen: Wilma hatte keine schöne Kindheit, war oft einsam. Als junge

Frau ging sie in die USA, heiratete einen Amerikaner, brachte zwei Kinder zur Welt, hatte es aber auch im Land der unbegrenzten Möglichkeiten „nicht besonders lustig“. Alle zwei Jahre zog die Familie um, der Vater war beim Militär, man landete schließlich in Deutschland. Hier fühlte sich Wilma endlich wohl; doch sie war erst Anfang fünfzig, als ihr um fast zwanzig Jahre älterer Ehemann starb. Wieder kam die große Einsamkeit. Und irgendwann auch die Vergesslichkeit. Die ärztliche Diagnose war eindeutig: Alzheimer-Demenz.

Wilma bekam Medikamente und konnte zunächst noch allein in ihrer Münchner Wohnung leben. Regelmäßig besuchte ihr Sohn sie, und auch Raymona, die in der Frankfurter Gegend wohnt, kam einmal im Monat für drei Tage und telefonierte ansonsten täglich mit der Mutter. Sie bemerkte allmählich, dass Wilma sich immer mehr zurückzog, und nahm sie im Sommer 2000 mit in den Familienurlaub in die Berge. Die Zugfahrt heimwärts nach München, die Abholung im Bahnhof direkt am Wagen waren minutiös geplant und klappten reibungslos. Danach aber konnte Raymona von Arnim die Mutter in ihrer Wohnung nicht erreichen. Mehrmals täglich rief sie an, doch niemand ging ans Telefon. Sie beauftrage eine Bekannte, die klingelte und klopfte, aber keine Antwort erhielt. Schließlich, nach vier Tagen, wurde die Feuerwehr alarmiert, die sich durch ein Fenster Einlass verschaffte. Man fand Wilma, gesund, aber geschwächt. Vier Tage lang hatte sie weder getrunken noch gegessen. „Sie war so verzweifelt, dass sie sterben wollte“, erzählt die Tochter traurig.

Da endlich konnte sie Wilma überreden, zu ihr zu ziehen. In der kleinen Einliegerwohnung fühlte Wilma sich sofort wohl. Sie verstand sich prächtig mit der tschechischen Pflegekraft, die für sie eingestellt worden war, ging mit ihr spazieren, kochte gemeinsam mit ihr. Raymona von Arnim „machte sich schlau", belegte Kurse für Angehörige, trat der Alzheimer-Gesellschaft bei und gründete mit Gleichgesinnten eine Tagesstätte für Menschen mit Demenz. Jeder Mitwirkende brachte seine Talente ein, und Raymona als Designerin zeichnete für Ausstattung und Ambiente verantwortlich. „Die Mami war sehr stolz, dass ich das mache, und ist wie eine Königin einmarschiert", erinnert sie sich lachend. Allerdings gab Wilma der Begegnungsstätte die Schuld an einer Erkältung, die sie sich zugezogen hatte, und weigerte sich in der Folge, nochmals hinzugehen.

Mittlerweile sei sie körperlich ausgemergelt, hänge aber sehr am Leben und habe sich fest vorgenommen, hundert Jahre alt zu werden. Raymona fällt auf, wie freundlich und liebevoll die Mutter inzwischen ist und dass sie für jeden ein gutes Wort übrig hat. „Sie war zwar immer schon hilfsbereit", vergleicht sie mit früher, „konnte aber auch mal ein Drachen sein." Die Demenz habe nicht nur Wilma, sondern auch sie verändert. „Das Leben wird anders, weil man sich befasst", sagt sie, „langsamer wird und auch sich selbst anguckt." Sie empfinde Dankbarkeit für den persönlichen Gewinn, den sie im täglichen Miteinander habe erfahren dürfen. „Wenn jemand Krebs hat, empfängt er Mitgefühl", hat Raymona von Arnim beobachtet, Demenz hingegen werde sofort als etwas Schreckliches abgetan. Dabei könne man lange und auch sehr gut damit leben, und die Alltagsblüten, die sie beschere, seien „grandios".

So fahren Raymona und Wilma einmal im Monat nach Wiesbaden, „Klein-Amerika", wie sie witzelnd sagen, um den Pensionsscheck der Mutter abzuholen. Die alte Dame kritzelt ihre Unterschrift auf das Formular und sagt zu ihrer Tochter mit Blick auf die dunkelhäutige Schalterbeamtin der US-Bank: „Ist sie nicht wunderschön! Schwarze können auch sehr schön sein!“ – „Pst!“, raunt Raymona von Arnim und tritt der Mutter auf den Fuß. „Au! Was steigst du mir auf den Fuß? Das tut weh!“, beschwert diese sich lautstark und wendet sich lächelnd an die Bankangestellte: „Sie sind ein Wunder der Natur!“ Die Dame fühlt sich geschmeichelt und auch Raymona freut sich: „Die Mami ist so lieb!“

Schöner junger Mann

Die Liebe zum Kochen und guten Essen bekam Orgelbauer Claudius Winterhalter (62) von seiner Mutter Berta in die Wiege gelegt. Als sie 84-jährig in ein Pflegeheim kommt, versorgt er sie und ihre Mitbewohnerinnen regelmäßig mit Hausmannskost – und einer Portion Humor.

Ein Abstecher in den Weinkeller, zum Bäcker und zum Metzger waren immer Pflicht, bevor Claudius Winterhalter seine Mutter besuchte. Auch wenn sie 2010 ins Seniorenheim gezogen war, ließ sie es sich noch immer gerne schmecken und freute sich über ein herzhaftes badisches Abendbrot. Jahrzehntelang war Berta Winterhalter eine begnadete Köchin gewesen. Mit 18 Jahren ging sie in die Schweiz, kochte in Basel, Davos und Montreux in Häusern mit klangvollen Namen und wurde von prominenten Gästen wie den Schauspielern Rudolf Prack oder Heinz Rühmann auch privat engagiert. „Berta, kochen Sie uns Ihren Schweinebraten mit Wirsinggemüse", hieß es dann, und Berta legte sich ins Zeug. 1952 kehrte sie in den Schwarzwald zurück, heiratete, brachte vier Söhne zur Welt, doch die alte Leidenschaft ließ sie nicht los. Als die Buben aus dem Gröbsten raus waren, eröffnete sie eine Pension und genoss es, täglich für 20 bis 25 Gäste aufzutischen. „Ihren guten Gaumen hat sie auch im Seniorenheim behalten", erzählt ihr Sohn Claudius. Schmeckte es ihr im Heim, verlangte sie Nachschlag, mochte sie ein Gericht nicht, schob sie den Teller fast unberührt von sich.

Lange hatte sich die resolute Berta gewehrt, ihren eigenen großen Hausstand aufzugeben und ein Zimmer in der Seniorenresidenz zu beziehen. Doch die Söhne beobachteten, dass es ihr immer schlechter möglicher war, sich selbst zu versorgen. Mahlzeiten, die sie ein Leben lang routiniert und „aus der Lamäng" gekocht hatte, ohne in ein Rezeptbuch zu gucken, konnte sie nicht mehr zubereiten. Selbst die einfachsten Gerichte wollten nicht mehr gelingen, brannten an oder waren zerkocht. Claudius brachte ihr täglich ein warmes Mittagessen, das sie dankbar annahm. Ging er mit ihr ins Restaurant, aß sie mit Appetit, und wenn sie fertig war, tauschte sie ihren leeren mit seinem noch halb gefüllten Teller aus. „Das schmeckt mir", erklärte sie, „ich habe Hunger."

Tatsächlich brenzlig wurde es, als Berta eines Tages ihren Kachelofen anfeuern wollte, eine Tätigkeit, die sie jahrzehntelang fast im Schlaf beherrscht hätte. Doch diesmal ließ sich die Glut nicht richtig entfachen. Sie legte Zeitungspapier nach, stocherte beherzt zwischen dem Holz herum, und auf einmal flackerten Flammen auf. Noch bevor Berta das Ofentürchen schließen konnte, fiel ein brennendes Scheit heraus. „Zum Glück nur auf den Fliesenboden", sagt Claudius Winterhalter, „nicht auszudenken, was alles hätte passieren können." Als einer seiner Brüder die verrußte Zimmerdecke bemerkte, fiel die Entscheidung für das Pflegeheim.

Beinahe jeden Tag besuchte Claudius sie, wanderte mit der Mutter, die zwei künstliche Kniegelenke hatte und wohlbeleibt war, über die Flure. Obwohl ihr das Gehen immer schwerer fiel, sträubte sie sich lange, einen Rollator zu benutzen. „Sie wollte den therapeutischen Wert nicht erkennen", schmunzelt der Sohn noch heute über ihren Dickkopf. „Fitzebimmerle!", schimpfte sie dann, „das brauche ich nicht." Irgendwann ging es nicht mehr ohne. Dem Rollator folgte der Rollstuhl. Auf einmal genoss es Berta, wenn

Claudius sie nachmittags durchs Dorf schob. Sie bewunderte die Blumen in den Vorgärten, kommentierte Passanten und tauschte mit ihrem Sohn alte Geschichten aus. Eines Tages, er weiß nicht mehr, von was er abgelenkt war, übersah er ein Schlagloch, geriet mit dem Rollstuhl hinein, der schwankte, mit ihm Berta, beide kippten, der Sohn hechtete helfend der Mutter entgegen, fiel selber zu Boden und Berta auf ihn drauf. „Wir lagen da und haben nur gelacht", erinnert er sich. Witzelnd hätten sich beide erst einmal umgeschaut, ob es Augenzeugen für die Slapstick-Nummer gab. Niemand war zu sehen. „Doch wie wieder aufstehen? Wo anfassen? Wo heben?", fragte sich Claudius und gesteht: „Ich kannte die Tricks der Pflegeprofis nicht." Nach intensivem und langwierigem Bemühen stand der Stuhl wieder, Berta saß drin und, noch immer lachend, versprachen sich Mutter und Sohn, über diese Eskapade Stillschweigen zu bewahren.

„Ein paar Tage später haben wir's am Tisch natürlich doch erzählt", offenbart Claudius. Die alten Damen, stets zehn bis zwölf an der Zahl, freuten sich immer, wenn er zu Besuch kam. Regelmäßig brachte er frisches Bauernbrot, Leberwurst und Lyoner mit und schnitt auf dem Vesperbrett mundgerechte Stückchen, die er ihnen zuschob. Dazu gab's einen Durbacher Müller-Thurgau in Probiergläsern. „Anfangs haben sie sich ein wenig geziert", weiß Winterhalter, „doch bald kam ich mit einer Flasche nicht mehr weit." Die Mutter liebte diese großen, fröhlichen Runden mit einfachem, aber gutem Essen. Auch die Blumensträuße, mit denen er sie verwöhnte. „Die Frau Winterhalter hat einen Kavalier", kicherten dann ihre Mitbewohnerinnen, „einen schönen jungen Mann." – „Aber ich bin doch der Sohn", insistierte er. – „Erzählen Sie nichts! Die Frau Winterhalter hat einen hübschen Verehrer."

Berta lachte und Claudius spielte mit. Feixte mit den Seniorinnen und flirtete mit ihnen. „Mädels“, verkündete er an einem warmen Augustabend, „morgen wird's heiß, über dreißig Grad, dann zieht ihr die Bikinis an und wir gehen an den Baggersee!“ Brüllendes Gelächter am Tisch. Die Frauen, inklusive Berta, lachten, bis sie Tränen in den Augen hatten. Nur eine pensionierte Beamtin zog streng die Augenbrauen hoch: „Das war ein unsittliches Angebot“, urteilte sie pikiert.

Für Claudius Winterhalter, dessen Mutter im August 2014 starb, bleiben diese Erlebnisse unvergessen: „Wenn ich einen schlechten Tag hatte, haben's die alten Damen immer rausgerissen.“

Der „Es-ist-wie-es-ist"-Tag

Jakob Bergner sorgt sich nicht nur um seinen dement gewordenen Vater (78), sondern nicht minder um seine Mutter (69), die sich zu Hause um ihren Mann kümmert. Zwei Vormittage in einer Tagespflegestation sind eine wichtige Entlastung.

„War es gestern oder im dritten Stock?" – Dieser Spruch von Karl Valentin kam Jakob (49) heute in den Sinn, als er seinen Vater im Rollstuhl in die Tagespflegestation brachte.

Ein Satz, der jeden normalen Menschen zum Schmunzeln bringen würde, lässt ihn sehr nachdenklich werden, denn wenn sein Vater etwas Derartiges sagt, ist das kein Scherz, sondern der Ernst seines verschwommenen Geistes. Innerhalb von wenigen Monaten ist bei seinem Vater eine mittelschwere Demenz zutage getreten. Körperliche Defizite gehen damit einher.

Das Aufbrechen zu Hause war an diesem Tag schwierig wie immer gewesen: Zeitung weglegen, Strickjacke anziehen, Gebiss einsetzen; nein, keine Strickjacke? Okay, dann die warme Decke über die Knie im Rollstuhl. Aber die darf nicht dauernd rutschen. Zeitung lieber behalten? Gut, die kannst du ja mitnehmen, auch wenn du darin wahrscheinlich nur Buchstaben anstarrst – nur schnell den Lokalteil für die Mutter rausmogeln. Jakob blickt auf die Uhr, in einer knappen Stunde muss er in seinem Laden in der Berliner Innenstadt sein. Würde die Zeit reichen? – Gebiss ist weg? Auch nicht am Waschbecken? Vielleicht irgendwo im Bett zwischen den Decken und Kissen? Jakob überlegt eine Sekunde, denn er spürt, dass der Vater ohne dritte Zähne nicht aus dem Haus will, was ja eigentlich eine „richtige" Empfindung ist. Aber was ist schon richtig in einer

Zeit, die auf dem Kopf zu stehen scheint? Die Eingewöhnung in die Tagespflege ist wichtiger, entscheidet Jakob, also muss es ohne Gebiss gehen, auch wenn er deutlich die Widerstände beim Vater spürt.

Jakob versucht, aufmunternd zu klingen: „Ich bring dich zu den anderen. Immer dienstags und mittwochs, heute und morgen." Der Vater wehrt sich mit einer vorwurfsvollen Antwort: „Morgen, morgen – morgen bin ich doch immer ins Büro gegangen. Hier stimmt was nicht. Bring mich ins Büro."

Seit drei Wochen versucht Jakob jeden Dienstag und jeden Mittwoch, das Programm „Tagespflege" durchzuziehen. Jeden Dienstag und Mittwoch leidet er, ebenso wie sein Vater wahrscheinlich auch. Andererseits ist er sehr dankbar für den Platz dort, denn seine Mutter ist am Rande ihrer Kräfte.

„Soll ich jetzt etwa für uns alle immer Schnabeltassen decken, damit er nicht merkt, dass er nicht mehr ordentlich trinken kann und dann wieder stundenlang in eine Ecke starrt?", hatte sie ihren Sohn neulich verzweifelt gefragt.

Auch Jakob fragt sich oftmals, wie weit man einem Menschen, der den kleinsten Nenner gemeinsamer Kommunikation nicht mehr verarbeiten kann, entgegenkommen muss. Wenn er den Vater im Rollstuhl zur Tagespflege schiebt, verlangt ihm das Höchstanspannung ab, denn dauernd droht zum Beispiel der rechte Arm des Vaters nach außen und vielleicht in die Speichen zu fallen. Wenn Jakob ihn vorsichtig bittet: „Nimm lieber deinen rechten Arm auf den Schoß", dann läuft er Gefahr, einen Aggressionsschub hervorzurufen und vielleicht sogar den kläglichen Versuch einer Ohrfeige einzustecken.

Wie kann ein Mensch nicht mehr wissen, welches sein rechter Arm ist, und gleichzeitig ein Hölderlin-Gedicht zitieren? Oder sich darüber auslassen, wie großartig Prousts „À la recherche du temps perdu" ist, ein Meilenstein in der Literaturgeschichte? Und wie soll Jakob diesen Menschen, der nicht mehr weiß, welches sein rechter Arm ist und dass man überhaupt einen solchen hat, diesen Menschen, der gerne über Proust sprechen möchte, diesen Menschen, der sein Vater ist, wie soll er ihn jetzt in die Tagespflegegruppe bringen, in der bestenfalls im Stuhlkreis mit bunten Herbstblättern gebastelt wird?

Während Jakob seinen quälenden Fragen nachhängt, rutscht schon wieder der Arm aus dem Rollstuhl und baumelt gefährlich nah an den Speichen. Jakob bremst abrupt ab und versucht, den Arm wieder vorsichtig auf den Schoß des Vaters zu legen. Sein Vater, der gerade ein paar Krähen in einer Platane beobachtet, lässt es ruhig mit sich geschehen. Glück gehabt.

Heute begrüßt die Pflegerin Heike seinen Vater, als sie in dem großzügigen Raum der Tagespflegestation ankommen. Den Kürbis, den sie in der rechten Hand hält, legt sie sofort weg, und schüttelt Jakobs Vater die Hand. Der schaut sie zunächst sehr verkniffen und misstrauisch an. Jakob spürt, was los ist, und ergreift die Flucht nach vorne: „Wir haben vorhin das Gebiss nicht gefunden", gesteht er zerknirscht. Heike lässt in ihrem Gesicht eine Sonne aufgehen – wie macht sie das nur? – und sagt mitfühlend: „Oh, hm." Kleine Pause. Sie überlegt und wendet sich ausschließlich an Jakobs Vater, als sie noch einmal ansetzt: „Dann machen wir heute einfach einen Es-ist-wie-es-ist-Tag, oder?" Eine weitere kleine, vorsichtig-aufmunternde Pause, in der Heike seinen Vater ansieht, als ob es nur die beiden auf der Welt gäbe. „Sollen wir es so machen, Herr Bergner?“

Jakobs Vater schaut sie an, ihre entwaffnende Klarheit scheint ihm einzuleuchten, und Jakob kann regelrecht zusehen, wie die Blockaden schmelzen und der Vater plötzlich Übereinstimmung mit dieser Unbekümmertheit sucht; nach einem kurzen Moment des Überlegens sagt der Vater mit erstaunlich klarer Stimme: „Jawoll, so machen wir's.“

Jakob tut es gut, dass er in den Lachfältchen von Martha, einer anderen Pflegerin, die Zeugin dieser Szene war, genau lesen kann, was er selber denkt: Eigentlich ist doch jeder Tag ein „Es-ist-wie-es-ist-Tag“! Martha grinst ihn freundlich an und sagt laut: „Auf Wiedersehen!“ Der Sohn zögert einen Augenblick, dann begreift er, dass sie ihm damit einen geeigneten Absprungmoment bieten möchte.

Bisher war der Moment des Abschieds immer furchtbar schwer gewesen: Der Vater, der in seiner ganzen Haltung Anklage und Enttäuschung ausdrückte, und Jakob, der erfolgslos versuchte, sein schlechtes Gewissen abzuschütteln.

Der Leiter der Tagespflege hat ihm mehrfach versichert, dass sein Vater zwar ungerne an Gruppenbeschäftigungen teilnimmt, sich aber nach den Verabschiedungen vom Sohn sehr schnell beruhigt, gerne in einem Sessel vor einer Bücherwand sitzt und in den Garten sieht, und dass er beim Mittagessen ordentlich zulangt.

Trotzdem schmerzen diese Momente Jakob ungemein, da sich in ihnen die Absurdität, die er in dieser ganzen Situation empfindet, so verdichtet. Er kann und will es sich einfach nicht abgewöhnen, seinen Vater mit demjenigen zu vergleichen, der er noch vor zwei Jahren war! Damals vermochte er noch die Zeitung zu verstehen und schaute nicht nur Buchstabenreihen an. Vielleicht, denkt Jakob, kann eine Pflegerin wie Heike deshalb manchmal sogar besser mit dem Vater umgehen, weil sie nicht automatisch diesen Abgleich macht. Sie darf einfach neu anfangen mit ihm.

Jakob tritt auf die Straße und blinzelt in die Sonne. Eigentlich fängt sein Arbeitstag in fünfzehn Minuten erst wirklich an, aber er fühlt sich so erschöpft, als ob er schon einen halben Arbeitstag hinter sich hätte. In der S-Bahn von Tempelhof Richtung Innenstadt fällt ihm der „Es-ist-wie-es ist-Tag" wieder ein ... Ich sollte öfter daran denken, nimmt er sich fest vor, nicht nur an den Tagen mit Gebiss-Suche und herabbaumelnden rechten Armen.

Auf eine Zigarette

Silvia (55) lebt an der Schweizer Grenze. Hauptberuflich arbeitet sie an vier Tagen die Woche als Kauffrau, an zwei Tagen betreut sie für eine karitative Organisation alte und demente Menschen in Basel. Zwei Jahre lang besuchte sie einmal die Woche Hubertus, der mit seiner Frau Hanni in einem imposanten Stadthaus wohnte.

„Guten Morgen! Hier ist die Silvia. Es ist Dienstag." Woche für Woche dasselbe Ritual. Pünktlich um neun Uhr steht die Betreuerin an der Tür, und Hubertus erwartet sie bereits geschniegelt und gestriegelt. Seine um zehn Jahre jüngere Frau Hanni hat den 81-Jährigen herausgeputzt. Dienstag ist sein Ausgehtag.

Silvia hat das Paar kennen gelernt, als Hubertus' Demenz schon fortgeschritten war. Er sprach kaum noch – weder mit ihr noch mit seiner Ehefrau, die ihn als ehemalige Krankenschwester rund um die Uhr versorgte. Seit er vor zehn Jahren einen schweren Unfall hatte und infolgedessen mehrfach operiert wurde, litt er unter starken Schmerzen, denen nur mit Morphium beizukommen war. Die meiste Zeit des Tages verbrachte der Architekt im Ruhestand in seinem Büro und widmete sich seinem ehemaligen Hobby: dem Zeichnen. Über seinen Schreibtisch gebeugt, betrachtete er stundenlang Hunderte, nein Tausende von Zeichnungen, die in vielen Jahren mit flinker, geschickter Hand und außerordentlicher Beobachtungsgabe entstanden waren. Manchmal, an guten Tagen, zog er ein weißes Blatt heraus, spitzte den Bleistift an und setzte Striche aufs Papier. Als Vorlage dienten ihm dann alte Fotografien, meist Urlaubsfotos aus glücklichen Tagen im Tessin.

„Früher war er ganz anders", sagt Hanni, als Silvia erstmals über Hubertus' Jähzorn erschrickt. Wütend hatte der schlanke Mann mit der flachen Hand auf den gedeckten Tisch gehauen, dass das Geschirr bebte und klirrte. Den Grund verrät er nicht. Doch seine Frau nimmt die Ausbrüche gelassen hin. „Er meint es nicht so", weiß sie und muss vermutlich doch manchmal schlucken, wenn er harsch und böse reagiert, weil sie ihm nie etwas recht machen kann. Kraft tankt Hanni, wenn Hubertus seinen ausgiebigen Mittagsschlaf hält. Dann geht sie „auf den Wackel" in die Stadt, trifft sich mit Freundinnen oder fährt mit dem Autos raus ins Grüne. Die nachmittäglichen Stunden gehören ihr.

Und der Dienstagvormittag. Wenn Silvia kommt, ist Hubertus wie ausgewechselt.

Silvia führt ihn, der am Stock geht, langsam die Treppen hinunter, Stufe für Stufe, kurze Pause und weiter. Draußen atmet er die Luft der Straße, saugt Geräusche von Passanten und Autos auf. Vorsichtig überqueren sie die Fahrbahn. Vor den Auslagen der gegenüberliegenden Konditorei bleibt Hubertus stehen, nimmt die Schultern zurück, reckt das Kinn. Noch drei Stufen hinauf zur gläsernen Eingangstür, und er ist an seinem Ziel angelangt. Silvia stützt ihn, hält die Tür auf – und darf sich verabschieden. Jetzt ist Hubertus in seinem Reich und will niemanden an seiner Seite haben. Mit Handschlag und Namen begrüßt er die Chefin und jede einzelne ihrer hübschen Serviertöchter. Er lässt sich an seinen Stammplatz geleiten und bestellt wie jede Woche eine Tasse Kaffee und ein Schokoladencroissant. Zwischen Trinken und Kauen schäkert er mit den jungen Bedienungen, flirtet, macht Komplimente. Hier ist er wieder der attraktive erfolgreiche Mann von einst, den die Frauen umsäuseln. Genüsslich zündet er sich eine Zigarette an, inhaliert, bläst den Rauch in die Luft und mit ihm Schmerzen und schlechte Laune.

„Im Café war er der kleine König", hat Silvia durch die Scheibe beobachtet. Über was er sich jeden Dienstag so angeregt mit den jungen Kellnerinnen unterhalten, über was so herzhaft gelacht hat, das weiß sie nicht. Holt sie ihn nach einer Stunde wieder ab, ist Hubertus verstummt. Obwohl blond und attraktiv, ist Silvia für ihn nur die „Gehhilfe", der er kein nettes Wort gönnt. „Mit über fünfzig war ich wohl schon zu alt", schmunzelt die Betreuerin.

Echtes Mitgefühl empfindet sie für Hanni. Schenkt Hubertus ihr nur keine Beachtung, wenn sie zu dritt am Tisch sitzen, so begegnet er seiner Frau mürrisch und mit finsterem Blick. Nichts scheint mehr übrig von dem Strahlemann, der er eben noch im Café gewesen ist. „Ich habe diese Frau bewundert", sagt Silvia, „sie hat ihm seine kleinen Reisen in die Vergangenheit wirklich gegönnt."

Vanille, Schokolade und blaue Flecken

Auch Matthias Freys Mutter Ingelore (Jahrgang 1925) ging gerne ins Café, am liebsten gleich zum Italiener um die Ecke. Doch anstelle von Gelato gab es eines Tages eine nicht böse gemeinte Überraschung.

Als Matthias Frey (58) auf dem idyllischen „Apfelhof" in Katzenelnbogen im Rhein-Lahn-Kreis der Anruf seines Bruders erreichte, glaubte er seinen Ohren nicht zu trauen: „Mutter wurde in die Psychiatrie eingeliefert."

Sofort setzte er sich ins Auto und fuhr nach Bremen, wo Ingelore nach dem Tod ihres Mannes hingezogen war. Zwar wohnte sie im selben Haus wie ihr ältester Sohn und dessen Familie, führte aber eigenständig ihren Haushalt. Liebevoll kümmerte sie sich um ihre Enkel. „Doch innerlich hatte sie sich aufgegeben", bedauert Matthias Frey.

Mit 25 hatte Ingelore einen um zwanzig Jahre älteren Geschäftsmann geheiratet, der in Wiesbaden ein angesehenes Damen- und Herrenbekleidungsgeschäft betrieb. Dem Ruf verpflichtet, waren beide Eltern immer sehr gut gekleidet, erinnert sich Matthias Frey; er vergisst nie den Kampf, den er als 13-Jähriger um die erste Jeans ausfechten musste.

Als der Vater 1973 starb, war seine Mutter eine gut aussehende Endvierzigerin. „Das ist heute kein Alter mehr", meint Frey. Doch die Mutter befand damals, das Leben sei vorbei. „Ich brauche nichts mehr, ich will nichts mehr", habe sie ständig betont. Sie schloss mit Geschäft und Erinnerungen ab und versuchte in Bremen einen Neuanfang.

„Ich selbst wohnte damals schon auf dem Land, war Anfang 20, Musiker, hatte lange Haare, einen VW-Bus und ein Kind", beschreibt Matthias Frey, heute ein erfolgreicher Pianist und Komponist, die Situation. Das Leben seines Bruders, so glaubt er, sei bürgerlicher und für die Mutter akzeptabler gewesen.

Regelmäßig besuchte er sie in Norddeutschland. Stets war sie gut sortiert gewesen, korrekt gekleidet, Qualität und alte Schule hatte sie als Werte vom Vater übernommen. Und jetzt dieser Anruf. Was war geschehen?

Während der Fahrt nach Bremen versuchte Matthias Frey, sich die vergangenen Begegnungen mit Ingelore ins Gedächtnis zu rufen. Das letzte Mal, als seine Frau und er sie besucht hatten, unternahmen sie mit ihr einen Ausflug ins Hinterland. Obwohl er sich auf sein Navigationssystem verlassen konnte, ereiferte sich die Mutter auf einmal vom Rücksitz aus: „Du fährst vollkommen falsch!" Die Route stimmte, doch sie wollte nicht lockerlassen und wurde lauter: „Das ist der falsche Weg!" So kannte er sie nicht. Nie war sie aufbrausend gewesen. Aber war sie deshalb gleich verrückt, musste in die Psychiatrie?

Sein Bruder hatte ihm erzählt, dass sie manchmal vergaß, den Herd auszuschalten, wenn sie den Kessel für Teewasser aufgesetzt hatte. „Das kann jedem mal passieren", hatte er damals gedacht. Sie war jetzt Ende siebzig, und im Alter verschusselt man eben mal was. Oder gab es noch andere Sachen, die er übersehen hatte, vielleicht auch nicht wahrhaben wollte? Sicher, wenn er jetzt so darüber nachdachte: Ihr waren Dinge entfallen. Und wenn er es recht überlegte, war sie in ihrem Verhalten auch ängstlicher als früher. „Auf einmal fiel es mir wie Schuppen von den Augen", sagt Matthias Frey. Ingelore litt nicht etwa an einer harmlosen Altersvergesslichkeit. „Alzheimer-Demenz“, diagnostizierten die Ärzte.

Dies erfuhr Matthias Frey in Bremen, ebenso auch den Grund für ihre Einlieferung in die Psychiatrie. Wie so oft hatte sich die Mutter eines Tages fein gemacht. In Rock, Bluse und Mantel aus gutem Zwirn, mit Handtasche und Spazierstock verließ sie das Haus, um einen kleinen Gang zu machen, ein wenig frische Luft zu schnappen und dann im italienischen Eiscafé einzukehren. Der Besitzer kannte die ältere, sehr gepflegte und freundliche Dame gut, die ab und zu mit ihren Enkeln, manchmal aber auch alleine kam, um seine Spezialitäten zu genießen.

„Guten Tag, Signora! Was darf es sein?“, fragte er mit südländischem Charme. Als sie sein Lächeln nicht erwiderte und ihn mit starren Augen fixierte, hakte er nach: „Wie immer? Vanille und Schokolade?“ Doch statt dem erwarteten zustimmenden Ja, entwich dem Mund der feinen Dame eine Salve von Schimpfwörtern, die selbst einem hartgesottenen Neapolitaner die Schamesröte ins Gesicht getrieben hätte. „Aber Frau Frey …“, setzte der Padrone an, dann konnte er sich nur noch ducken. Die zarte, knapp eins siebzig große Person hatte ihren Stock emporgeschwungen und schlug damit auf den verdutzten Italiener ein, der schützend seine Arme vorm Gesicht verschränkte. Sie wollte sich überhaupt nicht mehr beruhigen und entwickelte so eine Kraft und Ausdauer, dass schließlich die Polizei und medizinische Hilfe gerufen wurden. Immer noch außer sich, wurde Ingelore in die Psychiatrie eingeliefert. Dort stellte sich schnell heraus, wie es grundsätzlich um sie stand und dass sie in dieser Situation aus großer Angst gehandelt hatte, weil sie den Cafébesitzer plötzlich nicht erkannt und für einen Bösewicht gehalten hatte.

„Zum Glück trug er nur ein paar blaue Flecken davon“, sagt Frey. Mit der Unterstützung der Familie vor Ort und ambulanter Pflege konnte Ingelore noch eine Zeit in ihrer Wohnung bleiben. Dann zog sie in ein Seniorenheim in der Nähe des „Apfelhofs“, wo sie liebevoll versorgt wurde und sich schnell heimisch fühlte. Sie freute sich über die täglichen Besuche von Sohn, Schwiegertochter und Enkeln.

„Auch wenn sie körperlich mehr und mehr verfiel und immer kleiner wurde, hatte sie doch stets ein zauberhaftes Lächeln im Gesicht“, bemerkt Matthias Frey. 2007 starb Ingelore.

Fluchtversuch mit Kopftüchern

Fatma (56) wurde in der Türkei geboren und lebt seit ihrem zehnten Lebensjahr in Deutschland. Ihre Eltern kehrten 1984 in die Heimat zurück. Bei ihren regelmäßigen Besuchen bemerkte Fatma 2005 bei ihrer Mutter Zariye (Jahrgang 1937) erste Anzeichen von Demenz.

Der Nachbar glaubte seinen Augen nicht zu trauen. Vom Balkon im zweiten Stock baumelte ein Strang aus zusammengeknoteten Kopftüchern, an dem sich die zierliche, über 70-jährige Zariye abseilte. Trotz ihres geringen Gewichts brachte sie die Strippe wie das Pendel einer Uhr zum Schwingen, rutschte ein Stück tiefer, verhedderte sich an einem Knoten, glitt weiter, verlor den Halt und stürzte zu Boden. Das alles geschah in Sekundenschnelle, sodass dem Nachbarn nur der Griff zum Telefon blieb, um den Notarzt zu alarmieren. Sofort zur Stelle, konnte dieser alle mittlerweile Hinzugekommenen beruhigen: Zariye hatte sich nur Schürfwunden zugezogen. Eine umfassende Untersuchung im Krankenhaus bestätigte dies.

Als Fatma von dem Vorfall an der türkischen Ägäisküste erfuhr, war sie zweitausend Kilometer Luftlinie entfernt in Deutschland. Dreimal die Woche telefonierte sie mit ihrer Mutter, fragte: „Mama, wie geht es dir?", ermahnte sie, regelmäßig zu essen, und wiederholte gebetsmühlenartig, wann sie das nächste Mal in die Türkei fliegen werde. Doch kaum war das Gespräch beendet, hatte Zariye es schon wieder vergessen. Mit einem Zettel, auf dem Fatmas Telefonnummer stand, marschierte die Analphabetin zum Postamt und ließ in Deutschland anrufen: „Warum meldest du dich nie bei mir?" Immerhin wusste sie sich zu helfen.

Als ihr Mann 1965 als Gastarbeiter der ersten Generation nach Deutschland ging, blieb Zariye mit Fatma und deren zwei jüngeren Brüdern in der Türkei zurück. „Ich hatte eine fantastische Kindheit“, erinnert Fatma und erzählt von den beiden Großmüttern, die mit im Haus lebten, von der fröhlichen Mutter, die mit den Kindern spielte, von langen Sommerabenden auf der Straße und Rodelpartien im Winter, bei denen Plastiktüten den Schlitten ersetzten.

Das Glück der kleinen Dinge nahm ein abruptes Ende, als sie dem Vater nach Deutschland folgten. Gewiss, das beschauliche Dorf, in dem sie lebten, war schön, ebenso das Bauernhaus, in dem sie wohnten. Es gab Kühe, Obstbäume und Nachbarskinder, mit denen sie spielen konnten. Binnen eines halben Jahres hatten Fatma und ihre Brüder die deutsche Sprache gelernt. Doch die Mutter, die jetzt in der Früh mit dem Vater in die Fabrik ging, um Geld zu verdienen, hatte ihr Lachen verloren. Selbst an den Wochenenden war sie missmutig, denn dann suchte ihr Mann mit seinen Landsmännern in den Gasthäusern der Umgebung Vergnügen und sie, die nur gebrochen die fremde Sprache beherrschte, saß mit den Kindern zu Hause.

Trotzdem brachte sie noch zwei weitere Mädchen zur Welt, und um die siebenköpfige Familie zu unterstützen, musste Fatma mit 14 die Schule abbrechen und ebenfalls in der Fabrik arbeiten. „Ich hätte gerne weitergelernt und wäre Dolmetscherin geworden“, bedauert sie.

Als die Eltern 1984 mit den zwei jüngsten Geschwistern in die Türkei zurückkehrten, war Fatma bereits verheiratet und blieb in Deutschland. Seit dem Kauf einer Ferienwohnung an der Ägäischen Küste stattete sie den Eltern mindestens zweimal im Jahr einen mehrwöchigen Besuch ab. Umgekehrt lebte auch Zariye immer wieder für mehrere Monate bei ihrer Tochter in Deutschland, insbesondere nach dem Tod ihres Mannes im Jahr 2005. „Um diese Zeit erlitt sie einen kleinen Schlaganfall", erzählt Fatma. Körperlich seien keine Auswirkungen erkennbar gewesen, doch immer häufiger brachte Zariye jetzt Sätze durcheinander, verwechselte Wochentage und Jahreszahlen. Der Arzt verschrieb Medikamente, die sie wegwarf. „Sie wollte zu meinem Vater", weiß Fatma. Sie hörte von den Schwestern in der Türkei, wie wütend die Mutter ob ihres Zustands wurde, und dass sie laut mit der flachen Hand auf den Tisch schlug oder Teegläser zerdepperte, wenn ihr etwas nicht einfiel.

Kam Fatma zu Besuch, war Zariye glücklich. „Ich habe sie dann überallhin mitgenommen, wie eine Handtasche", schmunzelt Fatma. Gemeinsam unternahmen sie mit dem Auto Ausflüge in die Umgebung, hielten an schönen Orten an, und Fatma erinnert sich an einen Nachmittag, an dem die Mutter wie ein kleines Mädchen selbstvergessen und lachend auf einem Spielplatz schaukelte. Oder ihre Begeisterung über ein Wasserbecken im öffentlichen Schwimmbad: „Mein Gott! So groß ist das Meer!" Sie aßen im Restaurant mit einer Freundin, saßen in der Sonne, erzählten, und als sie wieder zum Auto zurückkamen, wunderte sich die Tochter sehr, dass im Fußraum des Rücksitzes ein Wagenrad großer Blumenstrauß lag, inklusive Wurzeln und Erdkrumen. „Aber Mama! Du darfst doch nicht aus anderer Leute Garten die Blumen stehlen!" – „Das ist keine Sünde", war Zariye sicher, „ich will sie nur auf dem Balkon einpflanzen."

Unrecht kannte Zariye nur bei anderen. Ständig glaubte sie, jemand habe Geld von ihrem Sparbuch abgehoben, und versteckte die monatliche Rente und Erspartes an allen möglichen Stellen in der Wohnung. Die Tür sperrte sie mit zwei Schlössern ab und das, so stellte sich später heraus, war auch der Grund, warum sie sich vom Balkon abgeseilt hatte. Sie wollte ausgehen, öffnete aber nur ein Schloss, hatte das zweite vergessen, fühlte sich eingesperrt und suchte infolgedessen einen anderen Weg.

Als die zarte Zariye allmählich das Essen vergaß, nahm Fatmas Schwester, die vor Ort wohnte, sie 2014 endgültig zu sich. Doch die Mutter baute immer mehr ab und musste nach einigen Monaten, im September, ins Krankenhaus eingeliefert werden. Fatma, die in dieser Zeit selbst mit den Folgen einer Operation kämpfen musste, hatte geplant, Mitte Oktober in die Türkei zu fliegen. Ein Ticket hatte sie schon, für den 19.Oktober.

Am 17. Oktober rief ihre Schwester an: „Die Mutter will nichts mehr essen, sie ist schon in einer anderen Welt." Fatma ergatterte für den 18. Oktober noch einen Flug und erreichte das Krankenbett, als eine Vorbeterin Suren aus dem Koran zitierte. „Wir hatten noch 45 Minuten." Dafür ist Fatma dankbar. Zariye erkannte sie, drückte ihre Hand, und Fatma streichelte das weiße Haar der Mutter: „Pamuk tum" – „mein Wattebausch!" Dann hörte die 77-Jährige auf zu atmen.

„Ich konnte sie gehen lassen", sagt Fatma und resümiert: „Die Demenz meiner Mutter hat mich zu einem anderen Menschen gemacht." Sei sie anfangs oft enttäuscht oder gar wütend über die Veränderungen Zariyes gewesen, weil sie die jahrzehntelangen vertrauten und für Fatma so wichtigen Gespräche nicht mehr zugelassen hätten, so habe sie mit der Zeit gelernt, über die kleinen Missgeschicke der Mutter zu lachen. „Das hat es uns beiden leichter gemacht. Wir haben viel zusammen gelacht!"

Auch der Austausch mit Freundinnen habe ihr gutgetan. Und Fatma erzählt von einer Freundin, die gemeinsam mit ihrem Ehemann die ebenfalls demente Mutter in der Türkei besuchte: „Was tauchst du hier mit einem Mann auf?", schrie die alte Frau entsetzt und wurde noch deutlicher: „Gehst du etwa in den Puff?" Sie hatte ihren Schwiegersohn schlichtweg nicht wiedererkannt.

Wir hatten's schön

Lebt ein Elternteil mit Demenz, bedeutet das für Tochter und Sohn oft einen Rollentausch. Auch Christa Pillmann (65) musste sich in die veränderte Situation einfinden, als bei ihrer Mutter Ida die geistigen Kräfte nachließen. Doch selbst als Ida im Pflegeheim lebte, 1997 bis 2002, bewahrte sie sich ihren beispielhaften Optimismus und ihre Freude am Leben.

Von München nach Wuppertal sind es gut 600 Kilometer. Alle paar Wochen setzte Christa Pillmann ihren Hund Willi ins Auto und fuhr gen Norden, um ihre Mutter Ida zu besuchen, die seit dem Tod ihres Mannes Otto 1995 nicht mehr dieselbe war. Kleine Vergesslichkeiten häuften sich, Erinnerungslücken wurden größer, der Alltag komplizierter. Das konnte Christa schon am Telefon spüren, Hunderte von Kilometern entfernt. Und natürlich war der Schauspielerin dabei unbehaglich zumute, die Mutter so weit weg zu wissen und sich selbst so gebunden durch Bühnenverpflichtungen und Drehtage.

Doch Ida (Jahrgang 1914) war aufgefangen durch Christas Bruder und durch Freunde und Nachbarn, die vorbeischauten und sich kümmerten. „Meine Mutter war in ihrer Umgebung immer sehr beliebt, da war es nicht schwer, ein paar verlässliche Menschen zu finden", erzählt Christa. Die Geschwister konnten erst mal aufatmen.

Das nachbarschaftliche Netz funktionierte gut, auch die Einkäufe musste Ida nicht mehr selbst erledigen, man brachte ihr die gewünschten Sachen einfach mit: Eier, Butter, Käse. Der Einkaufszettel wurde immer bescheidener, für Ida zählte ohnehin das Schwätzchen, das die Übergabe der Lebensmittel nach sich zog.

Dankbar für die Unterstützung und Zuwendung wollte Ida sich einmal besonders erkenntlich zeigen, so dass Christa, die gerade mitten im Premierenfieber vor einer Uraufführung in Bozen stand, den Anruf einer Nachbarin erhielt: „Sie müssen aufpassen, dass Ihre Mutter ihr Geld zusammenhält!“ Großzügig hatte Ida der Nachbarin den gesamten Inhalt ihres Geldbeutels angeboten.

Dennoch meisterte die alte Dame ihr gewohntes Leben in der eigenen Wohnung zwei Jahre lang noch recht gut, bis die Putzfrau sie eines Tages ganz hilflos antraf. Schlaganfall!

Ida kam sofort ins Krankenhaus, und schnell war klar: Sie konnte nicht mehr alleine wohnen. Oft sprach sie zusammenhanglos, manchmal Wörter, dann wieder nur unverständliche Buchstabenfolgen. Erzählte man ihr etwas, hörte sie zu, konnte aber bald nicht mehr folgen und schien den Blick nach innen zu richten. Mit Alltagsgegenständen wie Messer, Gabel und Löffel wusste sie vorübergehend nichts mehr anzufangen. Christa und ihr Bruder suchten ein Pflegeheim für ihre Mutter suchen und organisierten den Einzug.

„Auf einmal sollte ich die Mutterrolle übernehmen, dabei war ich doch das Kind“, erinnert sich Christa an die verkehrte Welt.

Die Schauspielerin fand schnell heraus, wie sie auf andere Art mit Ida kommunizieren konnte – mit den Augen und mit Gesten.

Gejammert, so Christa, habe die Mutter nie. Sie freute sich, wenn eine der Nonnen in dem katholischen Pflegeheim sie in den Arm nahm, wenn, wie so oft, jemand aus ihrem großen Freundes- und Bekanntenkreises zu Besuch kam oder wenn eine Mitbewohnerin für einen Schwatz anklopfte. Ein Leben lang war Optimismus Idas hoffnungsvoller Begleiter gewesen.

1943, im Jahr nach dem Heimaturlaub ihres Mannes Otto von der Front, brachte die gelernte Buchhalterin den gemeinsamen Sohn zur Welt. Der Vater sah ihn erstmals 1948 nach seiner Entlassung aus der Gefangenschaft. „Meine Mutter war immer sicher gewesen, dass ihr Mann zurückkehrt", weiß Christa Pillmann. Mit den Geschichten von früher, die Ida ihr erzählt hatte, als sie noch ein Mädchen war, konnte sie jetzt die Mutter zum Lächeln bringen. Ein Nicken, ein Fingerzeig auf ein altes Foto, und Christa wusste, ihre Mutter verstand. Wenn sie mit ihr alte Kinder- und Volkslieder sang, war Ida glücklich, erinnerte sie das doch an eine Zeit der großen, fröhlichen Familienfeste mit Hausmusik und Otto am Klavier. „Ach, wir hatten's doch schön!", sagte Ida dann.

Auf ihre meist viertätigen Besuche in Wuppertal bereitete Christas Bruder, der vor Ort wohnte, die Mutter stets liebevoll vor. Dennoch zeigte Ida jeden Morgen aufs Neue dasselbe glückliche Erstaunen, wenn die Tochter ihr Zimmer im Pflegeheim betrat: „Ha, Christa! Wie kommt das?", rief sie freitags. Am Samstag das gleiche Erstaunen: „Ha, Christa! Wie kommt das?", und nicht anders am Sonntag, am Montag ... Umso wachsamer war ihr Blick für Veränderungen: Christas neue bernsteinfarbene Ohrringe fielen Ida sofort auf. Rauchte die Tochter eine andere Zigarettenmarke, bemerkte es die Mutter blitzschnell – natürlich nicht, ohne den wohlgemeinten Rat hinterherzusetzen: „Kind, denk an deine Lungen!" Für einen kurzen Moment war die Rollenverteilung zwischen Mutter und Tochter noch einmal so, wie es früher gewesen war ...

Eines Tages kam Christa ohne ihren Hund Willi, den treuen Begleiter, nach Wuppertal. Das „entzückende Kerlchen, ein Seelchen", das Christa achtzehn Jahre lang kaum von der Seite gewichen war, war gestorben, und Christa konnte ihre Niedergeschlagenheit kaum vor der Mutter verbergen. Ida reagierte glasklar: „Ach, der Willi, der war ja schon alt und durfte jetzt gehen“, sagte sie tröstend zu ihrer Tochter. Christa spürte einen Kloß im Hals. Die Frauen saßen einen Moment schweigend beieinander. Dann holte Ida Luft und fügte hinzu: „Ich bin auch schon alt.“

Eine Woche vor ihrem 88. Geburtstag schlief Ida nach einem zweiten Schlaganfall friedlich ein.

Des Pudels Kern

Gerhard Nemetz (Jahrgang 1944) ist Maskenbildner in München und arbeitet trotz seiner siebzig Jahre noch ab und an beim Film. Obwohl seine Mutter Julie (Jahrgang 1903) bereits 1988 starb, erinnert er sich gut, wie die Demenz sie veränderte, aber auch für durchaus lustige Begebenheiten sorgte.

Die Kaffeetafel war reich gedeckt, und die große Familie mit Mutter, Kindern, Schwiegersohn und Enkeln genoss fröhlich schwatzend Kuchen und Torten. Plötzlich hielten alle inne und schauten auf Julie, die den Kopf gebeugt und ihren Blick unter den Tisch gerichtet hatte. „Ts-ts-ts“, machte sie und schnalzte dann lockend mit der Zunge: „Ja, komm her, mein Guter, komm her!“ Verblüfft legten alle ihre Gabeln zur Seite. Wer sollte da sein? Ein Haustier? Aber sie hatten keines, weder Hund noch Katze. Man steckte ebenfalls den Kopf unter die Tischplatte. Jetzt erkannten auch die anderen etwas Felliges, Wuscheliges zu Füßen einer Enkelin. Des Pudels Kern waren ihre warmen, braunen Fellhausschuhe!

Weniger zum Lachen war eine Situation, in der Julie von ihrem Stammplatz am Tisch aus die Haustür fixierte, die am Ende eines langen Flurs lag. „Wer ist da jetzt eben reingekommen?“, fragte sie. „Niemand, da ist nichts“, wollte ihre Tochter Elli sie beruhigen, doch die alte Dame insistierte: „Ich hab's gesehen, da ist gerade jemand durch die Tür gekommen.“ Elli stand auf, sah nach, vergewisserte sich: „Mutti, da ist wirklich niemand!“ Wenn Julie dann in klaren Momenten begriff, dass sie Gespenster gesehen hatte, reagierte sie, erbost über sich selbst, sehr heftig: „Nimm eine Axt und erschlag mich!“, sagte sie nicht nur einmal zu ihrer Tochter.

Julie musste ihr Leben lang hart im Nehmen sein. In Ostpreußen geboren, brachte sie neun Kinder zur Welt. Als 1944 die Russen kamen, war ihr Mann Rudolf mit einer Beinamputation in einem Lazarett in Dänemark, ihr ältester Sohn im Krieg. Julie versteckte ihre Töchter in der Nachbarschaft, bis sie sich mit ihren Kindern auf die Flucht begab. Gerhard war damals ein Baby von gerade mal 14 Tagen! Ihr Ziel, Dänemark, erreichte Julie nicht, doch wohlbehalten brachte sie ihre Kinder nach Schleswig-Holstein. Der Vater kehrte nach Deutschland heim, und die Familie ließ sich in Itzehoe nieder.

Gerhard Nemetz war 13 Jahre alt, als sein Vater starb und die Mutter mit einer monatlichen Rente von 125 Mark auskommen musste. Für sein Studium als Kirchenmusiker erhielt er ein Stipendium, und Julie steckte ihm jede Woche zehn Mark als Taschengeld zu.

Das hatte sie auch im Alter, als sie bei der Familie ihrer Tochter Elli lebte, nicht vergessen. Nur die Gesichter konnte sie nicht mehr so recht auseinanderhalten. „Habe ich dir diese Woche schon deine zehn Mark gegeben?", fragte sie ihren Enkel Christopher, in der Annahme, es sei Gerhard. Der Pubertierende spielte grinsend mit, „nein, hast du noch nicht", und steckte den Schein gerne ein. Oder Julie wollte von Elli wissen: „Wer ist eigentlich der Mann, der immer zum Mittagessen kommt?" – „Aber Mutti, das ist doch der Karl-Heinz, dein Schwiegersohn, mein Mann." Dann wieder erkannte sie ihre Tochter nicht: „Die Frau in der Küche hat zum Essen gerufen, ich glaube, da müssen wir hingehen."

Wenn Gerhard aus München zu Besuch kam, glaubte sie nicht selten, es handele sich um ihren Sohn Horst, der in den USA lebte und Reitpferde hatte. „Ja, aber wer passt denn jetzt auf die Pferde auf?“, fragte Julie besorgt. Gerhard Nemetz beschwichtigte die Mutter und ließ sie in dem Glauben, er wäre Horst. Doch sie blieb dabei: „Aber die Pferde müssen doch gefüttert und geritten werden!“ – „Das habe ich geregelt“, bekräftigte der Sohn und sagte ihr, wie sehr er sich freute, sie zu sehen. „Das ist ja schön“, winkte sie nur ab, „aber die Pferde müssen auch etwas haben.“ Vielleicht dachte sie bisweilen zurück an die kleine Landwirtschaft in Ostpreußen, das Pferd und die Kuh, die sie versorgt hatte, und an die glückliche Zeit mit ihrem Mann, der das Heim mit Musik, Geige und Klarinette, gefüllt hatte.

Eines Nachts, bei der Tochter in Itzehoe, stand sie auf, kleidete sich an und wollte mit Mantel, Hut und Handtasche das Haus verlassen, als ihr Schwiegersohn sie stellte: „Mutti, wo willst du denn um diese Uhrzeit hin?“ – „Ich muss doch noch Frau Wisniewski die Zeitung bringen.“ Frau Wisniewski, so Nemetz, war wohl eine ehemalige Nachbarin.

Das Leben seiner Mutter betrachtend, sagt er: „Ich kann vor ihr nur den Hut ziehen.“ Ohne ihren Glauben und ihr Gottvertrauen hätte sie die vielen Schicksalsschläge gewiss nicht so gut gemeistert. An ihm, dem Nachzügler, zehn Jahre später als die jüngste Schwester geboren, habe sie immer besonders gehangen.

Der Kontakt zu seiner großen Familie ist Gerhard Nemetz wichtig und regelmäßig ruft er auch seine Schwester Lisbeth an, die seit zwei Jahren in einem Pflegeheim in Norddeutschland wohnt: „Na, Lisbeth, wie geht's dir denn?“ – „Gerhard, du glaubst es nicht“, erzählt die ehemalige Altenpflegerin aufgeregt, „die haben mich als Praktikantin eingestellt, mit achtzig!“ Und sie berichtet ausführlich von den Arbeiten, die sie zu erledigen habe. Der Bruder muntert sie auf: „Das ist doch toll“, bestätigt er sie, „wenn du noch so viele Aufgaben hast.“ Beim nächsten Telefonat kann Lisbeth wieder ganz klar sein.

Noch ist die Demenz bei ihr nicht so weit fortgeschritten, doch manche Situationen erinnern Gerhard Nemetz an seine Mutter Julie. So beobachtete seine Schwester vom Kaffeetisch aus, dass der Weihnachtsschmuck im Heim abgenommen wurde. Da war doch was? „Ach ja“, sagte sie, froh, dass es ihr eingefallen ist: „Samstag ist ja wieder Weihnachten!“

Grundlose Eifersucht

Monikas Mutter Hannelore bestimmt trotz Demenz noch gerne, wo's langgeht. Mit ihrem um drei Jahre jüngeren Mann Dieter und einer polnischen Pflegekraft lebt sie im Haus der Tochter in einer eigenen Wohnung. Die 90-Jährige ist sehr eifersüchtig – zum Leidwesen und bisweilen zur Erheiterung der Familie.

Wenn Monika (62) morgens bei ihren Eltern vorbeischaut, ist ihre Mutter bereits picobello angezogen. Um sieben steht sie auf, geht ins Bad, wäscht sich, putzt die Zähne, kleidet sich an. Noch immer legt Hannelore größten Wert auf ihr Äußeres. Regelmäßig lässt sie die Haare vom Friseur schwarz nachfärben, die Fingernägel sind stets perfekt manikürt. Sie ist eine stolze Frau und steht gerne im Mittelpunkt. Deshalb muss sie bei Monika erst einmal eine Beschwerde loswerden: „Die Polin kümmert sich nur um deinen Vater! Mit mir macht sie gar nichts!" Dieter hat Parkinson, sitzt im Rollstuhl und ist sehr pflegebedürftig. „Meine Mutter ist ständig eifersüchtig", erklärt Monika, „auf die Pflegerin ebenso wie auf den Arzt, der kommt, um nach meinem Vater zu sehen." Leider kriegt Dieter das zu spüren. Nach einem Schlaganfall kann er nur noch die linke Hand benutzen. Kleckert er dann beim Essen oder verwechselt auch noch Löffel und Gabel, kommentiert seine Frau garstig: „Du bist auch nicht mehr das, was du mal warst."

Monika liest der Mutter aus der Tageszeitung vor, doch sie langweilt sich schnell, weil sie keine Zusammenhänge mehr herstellen kann. Lange Zeit spielte sie mit ihr „Rummikub", ein Zahlenspiel, das die ehemalige Buchhalterin liebte und aus dem Effeff beherrschte. „Vor einem halben Jahr hat sie leider das Interesse daran verloren“, bedauert die Tochter. Nicht nur die Demenz der Mutter und die körperlichen Gebrechen des Vaters bringen das Paar immer mehr in die Isolation: „Die meisten ihrer Freunde sind gestorben“, sagt Monika, und die beiden können das Haus nicht mehr ohne Hilfe verlassen. Bei schönem Wetter schiebt Monika den Vater im Rollstuhl durch den Garten. Er genießt das. Doch kehren sie in die Wohnung zurück, kassiert Monika sofort einen Vorwurf von Hannelore: „Wo warst du so lange?“ – „Ständig ist sie eifersüchtig“, schildert die Tochter.

Obwohl Hannelore vieles vergisst, legt sie noch immer großen Wert auf einen geregelten Tagesablauf. Serviert die Pflegerin das Mittagessen um Viertel vor Zwölf, deutet sie wütend auf die Uhr: „Es ist noch nicht Mittag! Ich habe keinen Appetit.“ Die Polin, die kein Deutsch versteht, sieht Monika fragend an. Warum weigert sich die alte Dame zu essen? Die Tochter hat es aufgegeben, gut zuzureden. Aus Erfahrung weiß sie, dass sie damit nichts bei ihrer Mutter bewirken kann. Hannelore kann stur sein. Um zwölf Uhr wird zu Mittag gegessen, und keine Minute früher. „Ich habe angefangen zu tricksen“, gesteht Monika. Manchmal geht sie zur Wanduhr und rückt einfach den großen Zeiger 15 Minuten weiter. „Schau, Mutter, es ist Essenszeit!“ Hannelore ist zufrieden: „Jetzt habe ich Hunger! Sie kann auftragen.“

Was auf den Teller kommt, ist der 90-Jährigen mittlerweile einerlei. Auch an Heiligabend, wenn Kinder, Schwiegerkinder und Enkel beisammensitzen und es traditionell Königinpastete gibt. Schon vor dem Essen hat Hannelore nur Augen für die vielen Päckchen im Wohnzimmer. „Was ist denn heute los?“, fragt sie und will das nächstbeste Geschenk auswickeln. „Nein, warte, Mutter! Heute ist

Weihnachten“, erklärt Monika, erst werde gesungen, dann gegessen und später folge die Bescherung. Nach „Stille Nacht“ und „O du fröhliche“ genießen alle die mit zartem Kalbfleisch gefüllten Blätterteigpasteten. „Was ist denn heute für ein Tag?“, will Hannelore wissen und: „Warum sind so viele Leute da? Wieso sind alle so gut angezogen?“

„Tagesformabhängig“, so beschreibt Monika den Zustand ihrer Mutter. Habe sich ihr Wortschatz auch stark eingeschränkt und wiederhole sie oft die gleichen Sätze, so sei sie in anderen Momenten doch wieder völlig klar. Dann werde ihr bewusst, dass sie dement ist, und sie klagt: „Mir bleibt nichts! Ihr könnt euch gar nicht vorstellen, wie schlecht es mir geht.“ Kurz darauf hat sich das Blatt gewendet. An der Kaffeetafel hat Hannelore wieder Oberwasser. Zu süßen Stückchen werden alte Geschichten aufgetischt, von Freunden, Nachbarn, der Verwandtschaft in Brasilien, und die Mutter mischt kräftig mit. Selbstverständlich kommt auch ihre ständige Eifersucht wieder zum Tragen – doch diesmal erntet sie statt eines prüfenden Blicks herzhaftes Gelächter, in das sie schließlich einstimmt. „Wisst ihr schon das Neueste?“, hat sie allen Ernstes gefragt. „Der Dieter hat jetzt eine andere, eine junge Brasilianerin, eine ganz knackige!“

Wo bin ich?

Für Tänzerin Daniela Näger (30) war ihr erstes Solo-Stück eine besondere Herausforderung: Nachdem sie ihren Bachelor of Dance an der School of Fine and Performing Arts im holländischen Tilburg absolviert hatte, tanzte sie im Sommer 2009 bei einem Festival im AINSI Cultuurhuis in Maastricht: „Wo bin ich? Über Alzheimer". Sie schildert, *wie sie sich vorbereitet, welche Erfahrungen sie gemacht und wie das Publikum reagiert hat.*

Ein ellenlanger Flur. Nüchtern und funktional wie in einem preußischen Krankenhaus. Kalte Heizkörper und Rohre. Fliesen vom Boden bis knapp unter die Decke. Einziger Lichtblick ist ihre vanillegelbe Farbe. Ganz am Ende steht eine junge Frau, abgewandt. Sie sieht aus dem Fenster, vermutlich beschlägt die Scheibe von ihrem Atem. Sie beginnt rückwärts zu gehen, vorsichtig, mit der Spitze ihrer Slingpumps ertastet sie den braun gekachelten Boden. Behutsam setzt sie auf, Fuß um Fuß, Schritt für Schritt. Plötzlich verharrt sie, dreht sich abrupt um, die Zuschauer sehen zum ersten Mal ihr Gesicht – und sie schreitet weiter, jetzt vorwärts, doch sie taumelt, muss sich an der Wand stützen … „Es ist, als ob ich schlafwandle", spricht sie. Daniela tanzt das Vergessen, das Abschied nehmen.

Im Sommer 2009 ist sie gerade mal 25 Jahre alt und hat soeben ihre vierjährige Tanzausbildung abgeschlossen, als Choreographin Elsa van der Heijden sie für ein Solo-Stück engagiert. Thema: Demenz. Neuland für Daniela: „Ich wusste nicht viel, außer dass ich das nicht haben möchte." Elsa hingegen ist persönlich betroffen. Ihre Mutter leidet an Alzheimer, ebenso die Mutter von Ausstatterin Ria Meijers, die für Bühnenbild und Kostüme verantwortlich zeichnet.

Daniela bereitet sich vor, recherchiert, lässt sich ein, liest, führt Gespräche. Sie lernt Elsas Mutter kennen und ist beeindruckt, wie friedlich und glücklich sie am Tisch sitzt und in die Sonne guckt. Es fasziniert sie, dass die alte Dame wie ein Kind alles neu zu entdecken scheint, doch Daniela ist bewusst: „Ich kann das nur aus der Distanz sagen, weil ich mich nicht täglich kümmern muss." Die Seniorin genießt es, am Geburtstag des Urenkels dabei zu sein, fröhliches Stimmengewirr, Lachen, Malfarben auf dem Tisch. Plötzlich schreit jemand laut. „Sie hat die Farbe aufgegessen wie Pudding", erinnert sich Daniela.

Das AINSI in Maastricht ist eine ehemalige Zementfabrik, die als Spielstätte genutzt wird. Als Schauplatz ihres Stücks wählt Elsa van der Heijden das Dachgeschoss – bestehend aus einem langen Gang, gerade mal 1,50 Meter breit, mit vielen Türen. Der Gang wird gleichzeitig Bühne und Zuschauerraum sein, hier soll das Publikum stehen und Daniela tanzen.

Das 30-minütige Stück ist in vier Phasen unterteilt. Zu Beginn stehen die Diagnose und die Erkenntnis, betroffen zu sein. Die Tänzerin ist korrekt gekleidet mit Rock, Bluse und Strickjacke, trägt damenhaft Pumps und Handtasche. Die Musik von Giya Kancheli ist eindrucksvoll, Danielas Worte sind sparsam: „Es kommen einem Bilder in den Kopf, die genauso schnell wieder verschwinden, um für neue Platz zu machen, sodass ich gar nicht in der Lage bin, sie zu verstehen."

Sie rennt, ein mehrere Meter langes Tuch weht wie ein Schleier hinter ihr, bauscht sich auf, wickelt sich um ihre Beine, sie verheddert sich, strauchelt. Fragt sich und das erstaunte Publikum:

„Mama, Mama! Wo bin ich?" Plötzlich hält sie eine Puppe im Arm, die liebkost wird wie ein Baby.

Vergesslichkeiten, die Versuche zu überspielen, das Eintauchen in die Vergangenheit, der Verlust der Gegenwart. Je weiter Daniela den Gang entlangtanzt, desto mehr erlebt der Zuschauer, der sich mitbewegen muss und zu einem Teil der Vorstellung wird, das Fortschreiten der Demenz. Türen, die anfangs geöffnet sind und aus denen Scheinwerfer die Szene beleuchten, schließen sich, und es wird immer dunkler. Klein und gebeugt stützt sich die Tänzerin jetzt auf einen improvisierten Rollator. Suchend greift sie ins Leere. Wo ist eine Hand, die die ihre hält?

Nach und nach hat sich die Tänzerin ihrer Kleider entledigt. In hautfarbener Wäsche verkündet sie: „Ich habe keine Angst mehr." Und sie erklärt ihre Angstlosigkeit mit einer rhetorischen Frage: „Was nutzen mir Straßen, Plätze und Cafés, wenn in mir kein Platz ist?"

Daniela tanzt mit dem eigenen Schatten an der Wand. Die letzte Tür schlägt zu mit einem lauten Knall. Wie in Zeitlupe erklimmt sie eine Leiter am Ende des Gangs. Verzögerte Bewegungen und doch gleichmäßiges Emporsteigen. Wie unter Wasser. Wie ein Taucher, der sich am Beckenrand Sprosse um Sprosse nach oben hangelt. Was kommt dann? Der Zuschauer steht im Dunkeln. Nur noch Musik. Bis auch der letzte Ton verklungen ist.

„Bei der Premiere war es danach unendlich lange einfach nur still", erzählt Daniela Näger. „Klatscht doch bitte, dann kann ich endlich von der Leiter runter", habe sie gedacht und ergänzt rückblickend: „Diese Stille musste ich erst einmal schätzen lernen."

Der Applaus folgte. Auch Tränen. Und schließlich Dank, dass sie trotz dieser beklemmenden Vorstellung eine neue Erfahrungswelt geschaffen und auch Kraft gespendet habe. „Durch die künstlerische Darstellung wird der Prozess des Abbauens ertragbarer", ist Elsa van der Heijden überzeugt.

„Ich habe keine Worte", sagt Daniela, obwohl sie die poetischen Textzeilen zu dem Stück selbst verfasst hat. Das Gefühl, mit ihrem Tanz das Publikum so tief berühren zu können, habe sie verändert. In ihrer Performance erlebt sie das unaufhaltsame Entschwinden. Immer wieder. Mehr als 15 Male hat sie „Wo bin ich?" getanzt. Jede Aufführung kostet Kraft, nicht nur körperlich.

Ihre Gabe, sich einzufühlen, verdankt sie einem offenen und liebevollen Blick, der in der Schwere auch eine bisweilen heitere Schwerelosigkeit erkennt: „Ab Mitte zwanzig, Anfang dreißig spielen die Menschen nicht mehr", hat sie beobachtet. „An Menschen mit Demenz gefällt mir ihre Verspieltheit."

Süß und charmant

Filmemacher und Autor David Sieveking (37) begleitete seine Mutter Gretel eineinhalb Jahre lang mit der Kamera. Seine eindrucksvolle Dokumentation „Vergiss mein nicht“ ist ein „Liebesfilm mit melancholischer Heiterkeit“, wie er sagt. Während des Drehs lernte David die intellektuelle Altachtundsechzigerin von einer neuen Seite kennen: Gretel bezauberte gefühlvoll, ehrlich, direkt und mit viel Humor. „Der Umgang mit Demenz ist eine gute Verhaltensschule“, glaubt David. Er und seine ganze Familie hätten viel von der Mutter gelernt. Warmherzig beschreibt er amüsante Erlebnisse und betont, wie wichtig es ist, gemeinsam zu lachen.

„Wer bist du?“, fragt Gretel. – „Ich bin dein Sohn, du hast mich geboren.“ – „So ein Quatsch! Du bist ja viel zu groß.“ Als David für einige Wochen aus Berlin in sein Elternhaus nach Bad Homburg zieht, um seinen Vater Malte zu entlasten, ist das ein Neuanfang. Die Mutter, die ihn zur Welt gebracht und großgezogen hat, gibt es nicht mehr. Seit 2008 lebt Gretel (Jahrgang 1937), ehemalige Fernsehmoderatorin, Feministin und vom Schweizer Staatsschutz überwachte Revolutionärin, mit Demenz. „Anfangs war ich traurig, dass wir unsere intellektuellen Gespräche nicht mehr führen konnten“, erzählt David. Doch Gretel überrascht ihn mit einer nie dagewesenen Offenheit, mit der sie ihre Gefühle zeigt und auch seine wahrnimmt. Sie nimmt ihn in den Arm, kann ihm am Gesicht ablesen, wie es ihm geht. Ihre Aussagen sind so ehrlich und direkt, ohne Kalkül, dass es ihr gelingt, eine neue Form von Nähe und Intimität innerhalb der Familie zu schaffen. Mit über siebzig agiert Gretel mit der Unschuld eines Kindes, das Fröhlichkeit verbreitet. Oft findet sie etwas witzig, lacht herzerfrischend, und Mann und Kinder stimmen ein, ohne zu wissen, um was es geht. Auf der anderen Seite sorgt sie mit schlagfertigen Antworten für gute Laune.

Eine Filmszene ist so komisch und beweist, dass das Leben tatsächlich die besten Geschichten schreibt: David fährt mit Gretel im Auto in die Schweiz und macht sie auf die Berner Alpen aufmerksam: „Gretel, das, was wir eben gesehen haben, war die Jungfrau." „Wer war das zum Beispiel?", will sie wissen und legt nach: „Ich war's nicht, ich war's nicht."

„Über Situationskomik zu lachen bedeutet nicht, jemanden auszulachen", betont David Sieveking. Er genießt es, sich von Gretels Lachen anstecken zu lassen, und freut sich über die Fähigkeit der Mutter, über sich selbst zu lachen. „Sie hat ihr Gedächtnis, aber nicht ihren Humor verloren", sagt er. Ihre Unbekümmertheit überträgt sich und überwiegt den Kummer. Die Demenz hat Gretel von Stolz und Sorgen entledigt und neue Möglichkeiten offenbart: „Man kann trotzdem gut gelaunt sein und eine gute Zeit haben", lernt der Sohn. David und Gretel beobachten zusammen Vögel, spielen Ball, einfache Dinge, die beiden Vergnügen bereiten.

Teilhaben am Leben, sich nicht für Defizite wie Verwirrung oder Desorientierung schämen, das sieht David als wichtige Voraussetzungen für ein gutes Leben, auch mit Demenz. Dafür wünscht er sich mehr gesellschaftliche Akzeptanz. Nicht selten hat David das Gefühl, dass er und seine Mutter wie „Außerirdische" betrachtet werden. Geht er mit ihr in die Stadt, um einzukaufen, und sie bleibt an Wühltischen stehen und befühlt die Ware, bekommt sie nicht selten die böse Reaktion einer Verkäuferin zu spüren: „Legen

Sie den Pulli zurück!" – Gretel verblüfft mit ihrer Antwort: „Ihre Haare hätte ich auch gerne!" – „Sie war immer süß und charmant", sagt David. Er beobachtet, wie wohl sich die Mutter unter fremden Menschen fühlt, die sie nicht von früher kennen. Wie gerne sie im Café Unbekannte anspricht und ihnen Komplimente macht. So setzt sie sich ungefragt an einen Tisch zu einem Mann, der mit seinen Tätowierungen, Goldketten und langen Haaren auffällt. „Sie sehen aber schön aus", strahlt Gretel ihn an. Andererseits hat sie ein sensibles Gespür für falsche Höflichkeit oder Mitleid, das sie nicht haben möchte. Wenn Gretel etwas missfällt, ist sie „widerspenstig", aber nie aggressiv, wie ihr Sohn bemerkt.

Aggressionen aufgrund von Überforderung oder Hilflosigkeit erkennt er allerdings bei sich selbst und seinem Vater Malte. „Ohne Hilfe geht es nicht", stellt er fest und wünscht sich mehr Unterstützung für Angehörige. Als besonders wichtig erachtet er eine individuell zugeschnittene Kurzzeitpflege, die es pflegenden Familienmitgliedern ermöglicht, sich zu erholen und neue Kraft zu tanken. Auch seine Mutter kommt zeitweise in ein Heim, dann holt der Vater sie wieder nach Hause. „Wir wollten die verbleibende Zeit gemeinsam mit ihr verleben und nicht die Augenblicke versäumen, in denen ihre Aufmerksamkeit da war", erklärt David. Er beobachtet, dass sein Vater „viel mehr Spaß mit der Mutter" hat, wenn Kinder oder ambulante Betreuer ihm Auszeiten ermöglichen. Lange war der pensionierte Mathematiker 24 Stunden am Tag alleine für Gretel da. Das geht an die Substanz. Als sie sich in der Küche nicht mehr zurechtfand, lernte er kochen. „Dauernd wollte Gretel futtern und naschen", erzählt David. Wenn sein Vater ein Menü zubereitet mit Vorspeise, Seelachs und Kartoffeln zum Hauptgang und mit Dessert, isst sie mit Appetit. Doch kaum hat sie den letzten Bissen heruntergeschluckt, fragt sie: „Wann gibt's was zu futtern?" – „Wir haben eben gegessen." – „Ohne mich?", fragt sie. – „Doch, du warst dabei." – „Ich war dabei?" – „Ja, das ist dein Teller. Du hast alles aufgegessen." – „Und", fragt Gretel, „hat's mir geschmeckt?" – „Ja", lautet die Antwort zu ihrer Zufriedenheit, „es hat dir geschmeckt."

Wer behindert wen?

Der Europarat mit Sitz in Straßburg ist Europas führende Organisation für Menschenrechte. Er überwacht die Fortschritte seiner 47 Mitgliedsstaaten, in denen 800 Millionen Menschen leben, und spricht Empfehlungen aus. Thorsten Afflerbach (Jahrgang 1961) leitete bis 2013 achtzehn Jahre lang die Abteilung für Integration von Menschen mit Behinderung. Dazu zählen laut Definition des Europarats auch Menschen mit Demenz.

Sind Menschen mit Demenz behindert? „Behinderte bilden keine homogene Gruppe", erläutert Thorsten Afflerbach. Art, Ursache oder Schwere der Behinderung unterscheiden sich wie ein Mensch vom anderen. Manche sind von Geburt an behindert, andere infolge von Krankheit oder Krieg. Im Unterschied zu Krankheiten werden Behinderungen als nicht heilbar eingestuft. In ihrer „Internationalen Klassifikation der Schädigungen, Fähigkeitsstörungen und Beeinträchtigungen" beschrieb die Weltgesundheitsorganisation WHO Demenz im Jahr 1980 als „intellektuelle Schädigung" und somit Behinderung. Gut zwanzig Jahre später wurde diese medizinische Einstufung um eine soziale Komponente erweitert, indem das gesellschaftliche Umfeld mit einbezogen wurde.

„Sind Nichtbehinderte die Behinderer?", fragt Afflerbach provokant. Zur Verdeutlichung erklärt er die Position jener Gruppierung, die sich seit Jahren für rollstuhlgerechte Zugänge insbesondere im öffentlichen Raum einsetzt; so wird zum Beispiel Städte- und Gebäudearchitektur mit Stufen als Behinderung für diejenigen betrachtet, die körperlich beeinträchtigt sind.

Ein weiteres Beispiel: Kompliziert formulierte Texte können von geistig Behinderten nicht erfasst werden. Deshalb veröffentlicht der Europarat Empfehlungen an die europäischen Regierungen inzwischen nicht nur in der oftmals schwer verständlichen politisch-juristischen Sprache, sondern auch in einfacher Sprache. Derlei Broschüren mit Piktogrammen und kurzen, klaren Sätzen erläutern zum Beispiel, „wie man behinderten Menschen ermöglichen kann, am politischen und öffentlichen Leben teilzunehmen". Die Ratschläge, die der Europarat speziell zu diesem Thema erteilt, lauten u. a.: „Regierungen müssen jedermann die aktive Teilnahme am gemeinschaftlichen Leben erleichtern", oder: „Wichtige Informationen müssen leicht zu lesen und zu verstehen sein", oder „Behinderte Menschen sollten eine Person bestimmen dürfen, die ihnen hilft, ihre Wahl oder Abstimmung auszudrücken." „Bei milder Form von Demenz ist dies möglich", betont Thorsten Afflerbach.

Doch werden die Empfehlungen, die ein Expertenrat aus Vertretern der Mitgliedsstaaten ausspricht, auch befolgt? Es gibt Positivbeispiele wie das bundesdeutsche Behindertengleichstellungsgesetz aus dem Jahr 2002, dem eine Empfehlung des Europarats von 1997 zugrunde lag. Aber im Allgemeinen, dessen ist sich Afflerbach bewusst, ist der Weg über Regierungen, Ministerien und Verbände bis hin zur Basis lang und steinig.

Ein Aktionsplan des Europarats zugunsten von behinderten Menschen, der 2006 verabschiedet wurde, möchte bis 2015 eine kohärente Politik verwirklicht sehen, die auf den Grundsätzen des vollen Bürgerrechts und einer möglichst autonomen Lebensweise beruht. Er nennt insgesamt 41 Ziele und 163 spezifische Maßnahmen, die binnen dieses Jahres erreicht bzw. ergriffen sein sollen. „Die Gesellschaft hat die moralische Pflicht, die Auswirkungen einer Behinderung auf ein Minimum zu reduzieren, denn Behinderung ist Teil der menschlichen Vielfalt", heißt es in dem ehrgeizigen Plan. Schließlich haben etwa 15 Prozent der 800 Millionen Einwohner aus den 47 Mitgliedsstaaten irgendeine Behinderung. Zirka sechs Prozent der über 60-Jährigen leiden unter Demenz. In einer gesonderten Veröffentlichung zur „Prävention von Behinderungen, die aus chronischen Krankheiten entstehen", ebenfalls aus dem Jahr 2006, fordert der Europarat als Maßnahmen für Menschen mit Demenz: die Entwicklung von Rehabilitationsprogrammen unter Berücksichtigung vorhandener Fähigkeiten und eines strukturierten Tagesablaufs; die Entwicklung von Gesundheitsprogrammen, die auf Menschen mit Demenz zugeschnitten sind; die Bildung von Patientengruppen, die zusammen leben und Sozialkontakte ermöglichen, die größere Stabilität schaffen; die Gestaltung einer Umgebung, die Einschränkungen aufgrund der Behinderung berücksichtigt und beispielsweise Orientierungshilfen anbietet sowie einem erhöhten Unfallrisiko vorbeugt; Entlastung für pflegende Angehörige durch öffentliche Einrichtungen und professionelle Hilfe während Krankheits- oder Urlaubszeiten; zusätzliche Unterstützung in Krisensituationen; Aus- und Weiterbildung für pflegende Angehörige.

Thorsten Afflerbach weiß aus Erfahrung, dass aufgrund der unterschiedlichen Lebenssituationen innerhalb der Mitgliedsstaaten von Norwegen bis Albanien und von Portugal bis zur Ukraine stets der kleinste gemeinsame Nenner ausschlaggebend für eine Empfehlung sein muss. So spiele in den skandinavischen Ländern die traditionelle Familie fast keine Rolle mehr, wohingegen in Südeuropa die häusliche Pflege nach wie vor eine Selbstverständlichkeit sei. Der Europarat rät deshalb, Menschen mit Demenz solange wie möglich in ihrer vertrauten Umgebung wohnen zu lassen und mit Unterstützung mobiler Pflegedienste zu versorgen. Der Gedanke der Inklusion, der den Begriff Integration abgelöst habe, beinhalte, dass es die Gesellschaft sei, die umgeformt werden müsse – „nicht die Behinderten", so Afflerbach. Deshalb seien Institutionen, in denen 500 bis 1000 Menschen versorgt würden, nicht mehr zeitgemäß. Für Menschen mit Demenz, die nicht in einem familiären Umfeld leben können, befürwortet er die Form der Wohngemeinschaft, schränkt aber gleichzeitig ein, dass zum Beispiel in Osteuropa eine Vollversorgung in einer Großeinrichtung oft die bessere Lösung als ein karges Leben mit ungenügend Nahrung und ohne medizinische Hilfe im Heimatdorf sein könne.

„Um wirklich etwas zu verändern, müssen der politische Wille und Geld da sein", davon ist Thorsten Afflerbach überzeugt. Gute Ansätze aus den USA, die über Norwegen Einzug in ganz Europa gehalten haben, finden immer mehr Berücksichtigung: „Universal Design" lautet das Stichwort. Neben barrierefreiem Bauen für Körperbehinderte umfasst Universal Design generell Produkte des täglichen Lebens. So könnten Menschen mit Demenz zum Beispiel von Leitsystemen profitieren, um sich besser zu orientieren. Eine weitere Variante wäre eine barrierefreie Zugänglichkeit und Nutzbarkeit des Internets. Menschen, deren Demenz noch nicht zu weit fortgeschritten ist, ermöglichen ein klares und einfaches Design sowie längere Timeouts die Teilnahme an Alltagstätigkeiten, die immer mehr im Internet stattfinden, zum Beispiel das Ausfüllen von Formularen.

„Dass Menschen mit Behinderungen so agieren können wie alle anderen Bürger, ist eines der zahlreichen Anliegen des Europarats beim Aufbau einer Gesellschaft, die Menschenrechte und Vielfalt achtet", heißt es im Aktionsplan. Dass die Umsetzung dieses wichtigen Ziels nicht einfach ist, belegt schon die Suche nach einer politisch korrekten Bezeichnung. Zirka 35 verschiedene Sprachen werden in den Mitgliedsstaaten des Europarats gesprochen. In den Amtssprachen Französisch und Englisch wandelten sich die Begriffe von *personnes handicapés* zu *personnes en situation de handicap* und von *handicaped* oder *disabled* zu *persons with disabilities.* Im Deutschen veränderte sich die Bezeichnung von *Behinderte* über *behinderte Menschen* zu *Menschen mit Behinderungen.* „Doch auch damit sind viele nicht glücklich", weiß Thorsten Afflerbach und stellt nochmals die Frage: „Behindern Nichtbehinderte Behinderte?"

Bella, bella, bella Marie

In einer Gemeinschaft von Frauen, die sich für Ehelosigkeit, Armut und Gehorsam entschieden haben, leben die Franziskanerinnen vom Göttlichen Herzen Jesu in Gengenbach im Schwarzwald. Sie weihen ihr Leben Gott und finden in ihren Mitschwestern eine neue Familie. Es steht außer Frage, dass kranke und demente Ordensfrauen im Mutterhaus gepflegt und betreut werden. Derzeit kümmern sich Schwester Helga (73) und Schwester Cäcilia (68) um vier demente Mitschwestern im Alter von 85 bis 91 Jahren.

Zu den Laudes in die Mutterhauskirche um halb sieben in der Früh können sie nicht mehr gehen. Zu weit und beschwerlich wäre für die betagten Schwestern der morgendliche Weg durch lange Gänge und über viele Stufen. Doch im Sommer, bei schönem Wetter, wagt die kleine Gruppe manchmal einen Ausflug in den blühenden Garten mit Rosen, Obstspalieren und Brunnen. In der Josefsecke machen sie halt, und Schwester Helga stimmt einen Hymnus zu Ehren des Heiligen Josef an: „Bin dein Kind; o hab Erbarmen …“ Und die Ordensfrauen, selbst jene, die nicht mehr viel sprechen, singen mit. Die Loblieder, die sie als Kind gelernt und unzählige Male wiederholt haben, sind nicht vergessen. „… trag auch mich auf deinen Armen…“ – „Nein!“, unterbricht eine Schwester barsch die Hymne: „Der“, sagt sie und deutet auf die Josefsstatue, „der braucht mich nicht auf dem Arm tragen!“

Das Leben mit Demenz ist im Mutterhaus nicht anders als „draußen“. Es gibt die guten Tage mit Begebenheiten, die zum Schmunzeln bringen, und dann auch die schlechten. „Wenn man weiß, wie eine Schwester gearbeitet und gelebt hat, ist es schwer, sie jetzt teilnahmslos anzutreffen“, gesteht Schwester Cäcilia. Deshalb treffen sich jeden Nachmittag sechs bis acht Ordensfrauen im Gemeinschaftsraum, demente und nicht-demente, um gemeinsam zu spielen oder zu singen. „Das ist sehr wichtig“, betont Schwester Helga und erklärt: „Sonst würden sie den ganzen Tag nur herumsitzen.“ Um das Gedächtnis zu trainieren, hat sie 120 Sinnsprüche notiert, die sie zur Hälfte vorliest und die dann von den Mitschwestern ergänzt werden sollen. „Lügen haben …“ – „… kurze Beine“, kommt die umgehende Antwort. „In der Not …“ – „… frisst der Teufel Fliegen.“ Wieder richtig. „Nein!“, insistiert eine Nonne, „das ist nicht wahr.“ – „Doch, doch, das stimmt schon“, wird sie von einer anderen korrigiert, „das hat er schon oft gemacht, Fliegen gefressen.“

„Manchmal wundere ich mich, wie schlagfertig einige Schwestern reagieren“, sagt Schwester Cäcilia. Oft schweige eine Ordensfrau den ganzen Tag oder spreche nur zusammenhanglose Wörter – und dann eine glasklare Aussage. Sie erzählt von einer Nonne, die meist nur stumm vor ihrer Teetasse sitze, darin rühre, Brei aus einem Schälchen löffle, in den Tee gebe und weiterrühre. Eines Tages nimmt sie ihren Rosenkranz und lässt ihn in die Tasse gleiten. „Ja, aber was machst du denn da? Was ist denn das? Tee mit Rosenkranz?“ – „Ja“, kommt die inbrünstige Antwort, „das haben wir zu Hause immer so gemacht.“

Episoden wie diese erheitern im Mutterhaus. Die liebende Hinwendung zu Brüdern und Schwestern, zu der sich die Frauen im Sinne des Heiligen Franziskus von Assisi verpflichtet haben, muss mit Demenz manchmal einfach auf der Strecke bleiben. Als sich eine der Betreuerinnen von der Gruppe im Gemeinschaftsraum verabschiedet und erklärt, dass sie jetzt ihre Schicht in der Gemüseküche antreten werde, kassiert sie eine schnippische Antwort: „Du brauchst gar nicht so angeben! Das kann ich schon lange." Krumm nimmt's ihr niemand. „Wichtig ist", betont Schwester Cäcilia, „dass wir gemeinsam über solche Dinge lachen können."

Das ist selbst an einem Karsamstag der Fall, als Schwester Helga zu einer „religiösen Unterweisung" einlädt und eine Kerze auf den Tisch stellt. „Heute ist die Grabesruhe Jesu", beginnt sie und erläutert: „Man kann auch sagen, die Mutter Gottes war ganz arg traurig, weil ihr Sohn gestorben ist." Das verstehen die Ordensfrauen, eine sogar so gut, dass sie sich angeekelt schüttelt: „Zu den Ratten gehe ich nicht runter!", ruft sie laut. Schwester Helga unterdrückt ein Schmunzeln und fordert auf, für alle Menschen, die traurig sind, ein Vaterunser zu beten. Friedfertig stimmen alle ein. Das Vaterunser beherrschen sie aus dem Effeff.

Doch es sind nicht nur Gebete und Kirchenlieder, die noch immer abrufbar sind. Eine Ordensfrau hegt eine besondere Vorliebe für Fünfziger-Jahre-Schlager. Alle vierzehn Tage, wenn ihr Bruder anruft und ihr mit der Mundharmonika die „Capri-Fischer" vorspielt, hält sie den Hörer gebannt ans Ohr. Das Wissen darum nutzt Schwester Helga, als die Besagte sich eines Tages nicht aus ihrem Sessel erheben möchte. Alle anderen haben sich bereits zum gemeinsamen Gebet in der Kapelle versammelt, doch dic Nonne weigert sich trotz gutem Zureden aufzustehen. Schwester Helga beugt sich zu ihr, nimmt sie vorsichtig an den Schultern und beginnt zu singen: „Wenn bei Capri die rote Sonne …" Zwei Augen beginnen zu strahlen, die Ordensfrau steht auf und lässt sich führen; schon in der Tür zum Aufzug trällern beide lauthals zusammen „Bella, bella, bella Marie“ und tanzen bis in die Kapelle hinein.

Das sind kleine Glücksmomente. „Doch ohne unseren Glauben“, sind sich die Schwestern Helga und Cäcilia einig, „könnten wir diese Aufgabe nicht so erfüllen.“ Beide kennen sie Situationen, in denen „gar nichts läuft“ und selbst einer gläubigen und gestandenen Ordensfrau der „Mumm“ fehle. Wie um den Gedanken beiseitezuschieben, blättert Schwester Helga in ihrem Notizbüchlein und zitiert einen der 120 gesammelten Sinnsprüche: „Sei immer froh und heiter, der liebe Gott hilft weiter!“

Glücksmomente

Auch Josef (56), der in einem Pflegeheim in der Schweiz als Ergotherapeut arbeitet, kennt die Glückmomente. Er absolvierte eine Zusatzausbildung in der Pflegetechnik „Validation nach Feil". Aus Erfahrung weiß er, dass Hektik und Missverständnisse oft ursächlich für Probleme im Umgang mit Menschen mit Demenz sind. Josef wünscht sich eine Entdeckung der „Langsamkeit".

Die Aktivitäten, die Josef und seine Kollegen für die Heimbewohner anbieten, sind vielfältig: Filmvorführungen, Live-Konzerte, Tanz-Nachmittage, Ausflüge, Qigong, Gedächtnistraining, Malen, Kochen. Heute steht Wassergymnastik auf dem Programm: Ein dementer älterer Herr wird von seiner Ehefrau begleitet, mit der er gemeinsam ein Zimmer in dem Seniorenheim bewohnt. Ihr fällt es schwer zu akzeptieren, dass ihr Mann sich ihr immer mehr zu entziehen scheint. Sie ist bemüht, die Verantwortung für ihn zu übernehmen, will alles regeln, alles im Griff haben und ginge am liebsten mit in die Umkleidekabine. „Nur für Jungs!", wehrt Josef ab. Er weiß, wie es die Seniorin belastet, wenn ihr Mann die Unterhose über den Kopf zieht oder ohne was drunter in seine Hose schlüpft. „Sie findet das schrecklich", sagt Josef, „ihr Mann und ich können gemeinsam darüber lachen."

Besonders für Ehepartner sei es schwierig, mit anzusehen, wie der geliebte Mensch zerfalle, eine über Jahrzehnte gelebte Beziehung verschwinde, man selbst nicht mehr erkannt werde und nur noch irgendjemand sei. Wohne das Paar dann gemeinsam in einem Ehepaarzimmer im Heim, komme es oft zu Missverständnissen oder gar Aggressionen. „Meist ist der eine Partner in einem schlechteren

Zustand als der andere", erklärt Josef, und reagiere aus Hilflosigkeit intolerant. „Angehörige werden leicht ärgerlich, weil sie sich an der Realität orientieren", hat der Therapeut beobachtet, aber Demente lebten in einer anderen Welt. In vielen Fällen sei es deshalb empfehlenswert, wenn beide ein eigenes Zimmer bezögen. Wer nicht alles mitbekommt, kann dem anderen viel entspannter begegnen.

Er selbst ist stets bemüht, auf sein Gegenüber einzugehen: „Wenn ich nehme, was von einem Menschen mit Demenz kommt, kann ich darauf aufbauen, und er fühlt sich verstanden", erläutert Josef. Bringe man einem Betroffenen Wertschätzung entgegen, könne man mit ihm in Kommunikation treten und sein Vertrauen gewinnen. Man dürfe nicht vergessen: „Dieser Mensch ist über achtzig, besitzt Weisheit und Lebenserfahrung, auch wenn er kindliche Verhaltensweisen hat." Sei man sich dieser Tatsache bewusst, werde das Leben leichter und Freude im Miteinander erfahrbar. Er schwört dabei auf die *Validation nach Feil.* Die amerikanische Sozialarbeiterin Naomi Feil entwickelte diese Methode, um den Zugang zu Menschen mit Demenz zu ermöglichen. Der Leitsatz lautet: Das Gefühl, das du nach außen trägst, ist wahr, ist gültig. Und ich erkenne es an.

Als konkretes Beispiel nennt Josef eine Frau, die häufig das Essen verweigert. Als er sie darauf anspricht, erklärt sie: „Ich kann nichts essen, wenn ich aufgeregt bin." Ein Gespräch hilft, sie zu beschwichtigen, so dass sie ihre Mahlzeit einnehmen kann. Oder eine Pflegerin beschwert sich, dass eine Dame stets unruhig aus der Gruppenaktivität auf die Station zurückkehre. „Dabei ist sie nur belebt, weil sie etwas erlebt hat", wirbt Josef um Verständnis. Ebenso für einen Menschen, der vielleicht stundenlang ruhig in seinem Bett gelegen hat, dann angesprochen und zu etwas aufgefordert wird. „Das geht nicht so schnell“, weiß der Therapeut. Es benötige Zeit, bis das demente Hirn auf diese Herausforderung anspringe.

Grundsätzlich beschäftigt ihn der Umgang mit alten Menschen. Sieht eine Person nicht mehr gut, sei es wichtig, nahe an sie heranzutreten. Gleiches empfiehlt er, wenn jemand schlecht hört, aber: „Man muss nicht schreien, nur weil jemand alt ist.“ Und auch die Sprache, mit der Menschen mit Demenz begegnet wird, bittet er zu beachten. Josef wertet es als „seltsame Angewohnheit in der Pflege“, Betroffene mit „gell, Schätzle“ anzureden. „So geht man nicht mit Menschen um“, verdeutlicht er.

Besonders in der Anfangsphase hätten Demente viel Stress mit sich selbst. Ihnen sei bewusst, dass sie vergesslich würden, und sie versuchten, ihre Defizite zu tarnen. In der Folge vermieden sie Nähe, zögen sich zurück. Erst im weiteren Verlauf sei es ihnen wieder möglich, Gefühle zu zeigen und darüber zu sprechen.

Dann kommt es zu schönen Episoden wie mit einem älteren Herrn, der sich für das Frühstück fein angezogen hat und am Tisch freudestrahlend verkündet: „Jetzt bin ich *´putzt und g´strählt* und der Schönste im ganzen Heim!“

Eine alte Dame gibt auf die Frage, ob sie Kinder habe, eine entzückende Antwort: „Nein, nein! Meine Eltern hatten Kinder. Was aus denen geworden ist, weiß ich leider nicht.“

Neben diesen charmanten Begebenheiten gibt es selbstverständlich auch Situationen, in denen Betroffene aggressiv reagieren. „Das muss man zulassen“, rät Josef und vertritt die Ansicht, dass man nicht immer gut erzogen sein könne. Er wünscht sich mehr

Akzeptanz in der Öffentlichkeit und dass Menschen mit Demenz offen sagen können: „Ich bin dement und ich weiß nicht, wie es wird." Die Verläufe, die Phasen, die Schübe sind so unterschiedlich wie Menschen verschieden sind. So erzählt er von einer alten Dame, der es sehr schlecht ging. Sie sprach nicht mehr und lag fast nur noch auf ihrem Bett, doch sie hatte „wahnsinnige Antennen entwickelt, ob man echt ist". Als ein anderer Bewohner sie in ihrem Zimmer besuchte, erkannte sie sofort, dass mit ihm etwas nicht stimmte. Und obwohl sie schon lange keinen Satz mehr hatte formulieren können, bemerkte sie einfühlsam: „Gell, dir geht's nicht gut!" – „Das sind die Highlights!", sagt Josef. „Ihr geht es selber dreckig, und dann bringt sie so einen klaren Satz. Das sind Glücksmomente!"

Vaterunser zum Frühstück

Maria Elfriede Lenzen (75) wird der „Engel von Engen" genannt. Seit 25 Jahren engagiert sie sich für Menschen, die mit Demenz leben, gibt Schulungen für Angehörige und Pflegepersonal, hält Vorträge sowie Sprechstunden im Engener Rathaus. Sie hat die 10 000-Einwohner-Gemeinde im Landkreis Konstanz zu einer „demenzfreundlichen Kommune" gemacht. „Alle sind sensibilisiert", sagt Elfi Lenzen, die sich „ehrenamtliche Alzheimer-Beauftragte" titulieren darf.

Elfi Lenzens Mutter Johanna, 1900 geboren, war auch mit neunzig noch eine Dame. Es passte überhaupt nicht zu ihr, dass sie nachts, nur halb bekleidet, das Haus verließ und an fremder Menschen Türen klingelte. „Man muss die Ordnungspolizei rufen", riet der Hausarzt, der sie schon vierzig Jahre lang betreute. Die Tochter verständigte das Gesundheitsamt, auch weil sie bemerkt hatte, dass Johanna, die stets selbstständig und umsichtig gewesen war, nicht nur einmal vergessen hatte, die Herdplatte auszuschalten.

„Was wollen Sie?", fragte der abgeordnete Arzt; er habe bei seinem Besuch eine gepflegte Frau vorgefunden, die „noch alles kann". Doch kurz darauf wurde die Seniorin in die Psychiatrie eingeliefert. „Hier habe ich zum ersten Mal von Alzheimer gehört", erinnert sich Elfi Lenzen.

Von nun an las sie alles zu dem Thema, was sie finden konnte, recherchierte, informierte sich. Im Pflegeheim, wo Johanna sieben Jahre lang bis zu ihrem Tod lebte, kümmerte sich die Tochter nicht nur um sie, sondern auch um demente Mitbewohner. „Es ließ mich nicht mehr los", sagt sie.

Dabei war Altersdemenz für Elfi Lenzen nichts Neues. Nahezu jeden Sommer fuhr sie von Bonn nach Welschingen, einer Teilgemeinde von Engen, und besuchte Schwester Berta vom Orden der Schönstatt-Schwestern. Die Ordensfrau, 1893 geboren, wurde mit fortgeschrittenem Alter vergesslicher, manchmal ein wenig wunderlich, tüdelig eben, wie der Volksmund sagt. 1943 hatte Elfi Lenzen Schwester Berta kennen gelernt.

Damals war sie ein kleines Mädchen, noch keine vier Jahre alt, der Vater im Krieg, die Mutter verzweifelt. „Der Russe steht nur noch 800 Meter von uns entfernt", hatte der Vater in seinem letzten Feldpostbrief geschrieben, zwei Tage später galt er als vermisst. Die Mutter, Johanna, nahm das Angebot einer Bekannten an, mit ihrem Kind einige Wochen in Süddeutschland zu verbringen. Von Bonn reisten Mutter und Tochter nach Welschingen und kamen bei zwei Schwestern unter: Bäuerin und handfest die eine, Gemeindeschwester und gute Seele des Orts die andere. „Schwester Berta begleitete mich dann mehr als vierzig Jahre meines Lebens", erzählt Maria Elfriede Lenzen. Nicht nur zwei Jahre ihrer Kindheit verbrachte sie bei der Ordensfrau, sondern auch viele Ferien und Urlaube. 1996 kehrte sie Bonn endgültig den Rücken und zog mit ihrem Mann nach Engen.

Auch hier wollte sie Menschen mit Demenz „eine Stimme geben". Sie verkaufte Erbschmuck, um für das örtliche Altenheim einen blühenden Garten zu finanzieren. Sie schrieb und publizierte eine Heimzeitung. Sie organisierte Ausstellungen und Ausflüge für die Bewohner – auf die Reichenau, die Mainau, ins Kloster Hegne. Sie bot Mandala-Malen und Literaturnachmittage an. Und sie sprach mit den Menschen. „Viele glauben, ihre Kriegserlebnisse verarbeitet zu haben, und mit der Demenz kommen die Erinnerungen wieder hoch", hat Elfi Lenzen beobachtet. Zuckt eine ältere Person bei den Wörtern „Bombenstimmung" oder „Splittertorte" zusammen, führt sie das auf traumatische Erfahrungen zurück. Deshalb rät sie eindringlich zur „Biografiearbeit": herausfinden, was der der Mensch mit Demenz in seiner Kindheit und Jugend erlebt hat.

Sie selbst war bei Kriegsende in Welschingen, umsorgt von Schwester Berta. Wie gut erinnert sie sich daran, wie die Ordensfrau, die morgens um halb sechs aufstand, Frühstück mit Hefezopf und Eiern zubereitete, sich um acht auf ihr Fahrrad setzte und bis zum Abend Patienten besuchte. Sie behandelte geschundene Kinderknie, schiente gebrochene Arme, salbte, verband, tröstete, sprach Mut zu, verabreichte Kräutertee aus eigens gesammelten Kräutern und stärkte mit selbst gebranntem Schnaps. Sie fand Kraft in ihrem Glauben, in einem kurzen Gebet oder einem Blick auf Johannes den Täufer, die Heilige Elisabeth, Maria und Jesus, die in der guten Stube des Bauernhauses über sie wachten.

Auch Maria Elfriede Lenzen fühlt sich gestärkt durch ihren Glauben, und sie ist dankbar für die „geschenkte Zeit", die sie in einem eigenen Gebet beschreibt. Darin heißt es: „Ich danke dafür, dass ich noch schaffen kann ..." Denn obwohl ihr Mann pflegebedürftig ist, engagiert sie sich nach wie vor. Hält Sprechstunden in ihrem „Räumchen" im Rathaus ab, steht für Schulungen und Vorträge zur Verfügung. Sie wohnt in einem schmucken Einfamilienhaus und muss schmunzeln, wenn sie an die erste Zeit in Welschingen denkt, an die Misthaufen vor den Türen und die Plumpsklos in den Hinterhöfen.

Mehr als siebzig Jahre ist das her, und Schwester Berta ist schon lange tot. Kurz bevor sie starb, 1988, war Maria Elfriede Lenzen bei ihr. Klein und schmal lag die einst kräftige Ordensfrau in ihrem Bett und die Besucherin betete mit ihr einen Rosenkranz. „Für ein kleines Gebet ist immer Zeit", hatte sie die kleine Elfi einst gelehrt. Und auch jetzt, wo es mit ihr zu Ende ging, wiederholte sie noch einmal einen Rat, den sie dem Mädchen oft beim Zubereiten des Frühstücks in der Bauernküche gegeben hatte: „Bete ein *Gegrüßet seist du Maria*, und die Eier sind weich, bete ein *Vaterunser*, und sie sind hart."

Reiseträume

Ruth und ihre Freundin Monika, beide 43, kennen sich seit der Schulzeit. Beide hat es nach Jahren wieder in die gemeinsame Heimatstadt verschlagen, da die familiäre Situation keine andere Wahl ließ: Ruth betreut ihre dementen Eltern, bei Monika wurde der Vater plötzlich zum Pflegefall, während ihre Schwägerin an Krebs erkrankte. Gerne würden sich die beiden Freundinnen häufiger und ausgiebiger treffen, aber dazu bleibt kaum Zeit – höchstens mal auf eine Tasse Kaffee.

„Wie kam in den letzten Jahren eigentlich so viel ‚Kümmer' in mein Leben? Ich düse vom Angehörigenabend zum Elternabend, ich sitze dauernd in Wartezimmern, nur nie für mich, ich bestelle die Friseuse ins Heim und die Fußpflege nach Hause, und die Mathenachhilfe in die Schule."

„Ich beantworte die ganze Post von meinem Vater, und zwar händisch, nicht etwa per Mail, ich telefoniere stundenlang mit alten Freunden von ihm, die ich kaum kenne und die mich verständnislos fragen, warum ich ihn denn ins Heim gegeben hätte, wo er sich doch an alles von früher noch soo gut erinnert – und meine eigene beste Freundin treffe ich höchstens auf einen Espresso statt auf ein Glas Wein."

„Manchmal denke ich, ich möchte gerne zusammenbrechen, aber ich komme einfach nicht dazu."

„Stell dir vor, neulich habe ich den Trainer in meinem Fitnessstudio in einer Workout-Pause gefragt, ob er mich einfach mal einen Moment tragen kann, nur einen kleinen Moment, einfach so. Es sollte klingen wie ein Scherz, aber er hat das tatsächlich gemacht. Alle anderen in dem Kurs haben sich total amüsiert – und ich musste innerlich fast losheulen dabei ..."

Die Freundinnen sind sich einig, dass einen die Pflege von Menschen mit Demenz wie mit Schwergewichten belasten kann. „Ja, du trägst vierundzwanzig Stunden am Tag andere. Vierundzwanzig Stunden am Tag an dreihundertfünfundsechzig Tagen im Jahr. Da kann man sich schon mal danach sehnen, selber getragen zu werden."

Sie fangen an, von Reisezielen zu träumen. Früher waren sie ab und zu zusammen nach Paris gefahren, manchmal sogar nur für einen Tag. Wohin sollte es gehen, dann, wenn sie mal wieder die Zeit dazu hätten? Nach Lissabon? Oder St. Petersburg? Oder auf eine Alm in Osttirol? Die Freundinnen sind um Pläne nicht verlegen, und alleine schon durch die Vorstellung ein wenig erfrischt. Wann könnte das wahr werden? Aber was wäre dann, wenn das wieder möglich wäre? Darf man sich das überhaupt wünschen ...?

Die Kaffeetassen sind leer, und Ruth muss schnell wieder los, die Uhr zeigt kurz vor drei Uhr nachmittags. Sie besucht die Mutter täglich im Pflegeheim, und dienstags um fünfzehn Uhr ist die Stationsleiterin immer vor Ort, da möchte Ruth noch einige organisatorische Dinge abklären, bevor sie schnell wieder nach Hause muss, um Marco abzulösen. Marco ist ein Pfleger, der sich stundenweise um ihren Vater kümmert.

„Ich begleite dich!", sagt Monika kurzentschlossen, „ich habe deine Mama schon so lange nicht mehr gesehen." Darüber freut sich Ruth, und stellte sich vor, wie sie zu ihrer Mutter sagen würde: „Ich hab die Moni mitgebracht; gibt's Kuchen?" – genau wie früher, während ihrer Schulzeit, wenn Moni nach der Schule einfach mit zu ihr gekommen war. Vielleicht würde ihre Mutter sogar antworten mit: „Und? Wie war's in der Schule?“

Als die beiden Frauen die schwere Tür zur Demenzstation öffnen und sich der Blick in den Gemeinschaftsraum auftut, stellt Ruth erstaunt fest: Ihre Mutter sitzt nicht, wie sonst immer um diese Zeit, am dritten Tisch links. Auch in ihrem Zimmer ist sie nicht. Ruth fragt eine Pflegerin, und die weist lächelnd in den langen Gang, der am Schwesternzimmer vorbei im Halbrund in einen weiteren Gemeinschaftsbereich führt: „Die werden gleich hier vorbeikommen“, erzählt sie schmunzelnd. „Ihre Mutter hat sich heute nämlich mit Frau B. zusammengetan. Die beiden spazieren schon den halben Tag durch die Gänge und besprechen dabei Ausflüge und Reisen. Eben hatten sie es davon, dass sie noch ein Visum und Travellerschecks besorgen müssen. Ja, sie macht einen sehr munteren, ausgeglichenen Eindruck heute, Ihre Mutter.“

Ruth und Monika müssen losprusten. Die Pflegerin wundert sich schon fast ein wenig darüber. Eine Sekunde schwankt Ruth, dann packt sie Monika am Arm: „Dann stören wir meine Mama und ihre neue Freundin jetzt nicht in ihrer Reiselust! Und der Organisationskram muss auch warten. Da gehen wir beide lieber noch einen Kaffee trinken!“

So gut wie an diesem Nachmittag hat Ruth eine ganz normale Tasse Kaffee schon lange nicht mehr geschmeckt. Voller Schwung geht sie auf dem Heimweg bei einem Reisebüro vorbei und lässt sich ein paar bunte Kataloge geben, die sie ihrer Mutter am nächsten Tag ins Pflegeheim mitbringt: Bibione, Costa Brava, griechische

Strände; ihre Mutter ist früher immer gerne ans Meer gefahren, und das Blättern würde ihr bestimmt Spaß machen.

Aber heute hat die Mutter wieder einen mürrischeren Tag und kommentiert nur: „Also diese Badeanzüge gefallen mir gar nicht. Die sind ja viel zu knapp, wie sieht denn das aus!"

Salzsäcke im Keller

Marc Felten (60) ist freischaffender Künstler in Straßburg. 2002 bemerkte er bei seiner Mutter Marthe erste Anzeichen von Demenz, zeitgleich erkrankte sein Vater Robert an Parkinson. Neben seiner Sorge um die Eltern, die alleine immer weniger zurechtkamen, verblüffte ihn Marthe mit Neuigkeiten aus ihrer Vergangenheit.

Marc wunderte sich: Es war das erste Mal, dass seine Mutter seinen Geburtstag vergessen hatte. Jahrzehntelang hatte sie ihm, ihrem einzigen Kind, jedes Mal gratuliert und alles erdenklich Gute für das neue Lebensjahr gewünscht. Das Datum zu übersehen, das passte nicht zu ihr – doch gut, sie war jetzt immerhin 75, und jeder konnte einmal etwas vergessen.

Als Marc Felten das nächste Mal seine Eltern besuchte, stutzte er: Der Kleinwagen der Mutter stand nicht vor der Tür, doch sie war zu Hause. „Was ist mit deinem Auto?", fragte er. Sie war zum Einkaufen gefahren, hatte den Wagen aber auf dem Supermarkt-Parkplatz stehen lassen und war, mit Tüten bepackt, zu Fuß nach Hause gegangen. Kurz darauf war das Auto wieder weg, diesmal in der Werkstatt. Marcs Mutter hatte es abschleppen lassen, weil sie nicht mehr wusste, wie die Start-Automatik funktionierte. Nun bestand Marc darauf, dass ein Arzt konsultiert wurde.

Die Untersuchungen ergaben, dass Marthe Felten wohl einen kleinen, nicht bemerkten Schlaganfall erlitten hatte. Sie selbst verstand am allerbesten, was das bedeutete. Sie war ausgebildete Krankenschwester und hatte bis zur Pensionierung in ihrem Beruf gearbeitet. „Ihre Erfahrung half ihr, anfangs vieles zu vertuschen", glaubt Marc.

Doch die häusliche Situation der allein lebenden Eltern verschlimmerte sich. Der an Parkinson erkrankte Vater stürzte so unglücklich in der Toilette, dass die Tür von außen nicht mehr zu öffnen war und die Feuerwehr zu Hilfe kommen musste.

Und auch Marthe war überfordert. Selbst Tätigkeiten im Haushalt, die ihr ein Leben lang leicht von der Hand gegangen waren, wollten nicht mehr gelingen. Ihr Mann, der sich selbst nicht einmal ein Ei kochen konnte und ein Leben lang von den Kochkünsten seiner Frau profitiert hatte, lernte Küchenmeister Schmalhans kennen. Das wurde Marc Felten besonders bewusst, als die Mutter die ganze Familie zum Essen einlud und dann nichts außer ein paar Kartoffeln kredenzte.

Von nun an besuchte Marc mit seiner Mutter regelmäßig ein sogenanntes *Centre du Jour*, in dem Animation, Gedächtnistraining und Bewegungsspiele für Menschen mit Demenz angeboten werden. „Die sind alle verrückt", urteilte Mutter Marthe sehr bald und weigerte sich, das Angebot weiterhin zu nutzen. Selbstständig erledigte sie noch immer ihre Einkäufe sowie Bankgeschäfte.

Eines Tages überraschte sie ihren Sohn mit der Botschaft, ihr Bankberater habe ein auf ihren Namen eingetragenes Konto mit viel, viel Geld entdeckt. „Nicht unmöglich", dachte Marc Felten, schließlich kannte er die traurige Geschichte seiner Mutter. 1927 war sie als uneheliches Kind geboren worden, ihre Mutter war bei ihrer Geburt gestorben; bis zu ihrem fünften Lebensjahr hatte sie bei ihrem Vater, einem reichen Mann, gelebt, der aber mit einer anderen Frau verheiratet war. Er starb, ohne ihr etwas zu hinterlassen. Sollte ihr reicher Vater ihr doch ein Konto eingerichtet haben? Marc war versucht, seiner Mutter Glauben zu schenken.

Als Marthe allerdings begann, von Salzsäcken zu erzählen, die im Keller der Bank lagerten und so zahlreich seien, dass die Banker sie nicht zählen konnten, rief er kurzerhand selber den Bankangestellten an. „Nein, tut mir leid, es gibt nur das Konto Ihrer Eltern", lautete die trockene Auskunft. Hatte die Erinnerung an den Reichtum ihres Vaters die Gedankenwelt seiner Mutter, die stets sparsam gewirtschaftet hatte, eingeholt? Salz war vor Jahrhunderten ein Schatz gewesen, zu manchen Zeiten wertvoller als Gold. Und war der Großvater nicht in der Fleischbranche tätig gewesen, in einer Ära, in der Salz als Haltbarkeitsmittel eingesetzt wurde? Einmal mehr staunte Marc, welche Bilder sich in Marthes Kopf zu ganz neuen „Erinnerungen" mischten.

„Es ist tragisch, aber manchmal auch komisch, und man muss lachen", sagt Marc Felten und gesteht: „Und manchmal hat man auch die Nase voll."

Die Betreuungskraft, die er einstellte, schmiss nach kurzer Zeit das Handtuch. Der Vater kam in ein Seniorenheim. Sechs Monate später folgte die Mutter. Die Frau, die so viel in ihrem Leben gemeistert hatte, konnte den Alltag nicht mehr bewältigen. Ihre Ausbildung zur Krankenschwester hatte sie im Dritten Reich absolviert. Mit dem Ende des Zweiten Weltkriegs und der Zugehörigkeit des Elsass zu Frankreich war ihr Examen nichts mehr wert und sie musste erneut Prüfungen bestehen. Jetzt lebte sie im sechsten Stock eines Seniorenwohnheims, ihr Mann Robert in der vierten Etage.

Dass die Eltern nicht zusammen wohnten, empfindet Marc nicht als Unglück. „Beide entwickelten durch ihre Krankheit eine solche

Aggression, dass ein gemeinsames Leben nicht mehr möglich war. Aber ich habe die beiden oft besucht", erzählt Marc Felten und ist noch immer angewidert vom dem Geruch des Hauses. „Terrible", sagt er und schüttelt den Kopf.

Marc Felten ist ein Mann, der akzeptieren kann: „Es kommt nicht immer so, wie man es sich wünscht", weiß er. Doch er hat nie verlernt, dem Leben mit Freude zu begegnen. Er ist kreativ, sehr diszipliniert und außergewöhnlich respektvoll. So hatte er auch Verständnis für die Mutter, als sie zweieinhalb Jahre nach Beginn ihrer Krankheit das Essen verweigerte und sich verabschiedete. Sein Blick zurück ist liebevoll: „Man darf, wie schwer es auch ist, nie das Lachen vergessen."

Der Tag entscheidet über die Nacht

Paul Drum (60) ist Nervenarzt und ärztlicher Leiter des Geriatrischen Schwerpunkts am Ortenau-Klinikum in Offenburg. Die meisten seiner Patienten sind über achtzig und multimorbid, sprich mehrfach erkrankt. Viele von ihnen sind dement. Drum nennt die Risikofaktoren für Demenz und gibt Tipps für den Umgang mit Betroffenen. Er selbst ist nicht nur beruflich konfrontiert – auch seine Mutter Elisabeth lebte mit Demenz.

„Von ihrem achtzigsten bis neunzigsten Lebensjahr hatte meine Mutter einen typischen Alzheimer-Verlauf", erzählt Paul Drum. Als die Diagnose Mitte der 90er-Jahre gestellt wird, ist Drum bereits Leiter des Geriatrischen Schwerpunkts in Offenburg, den er 1993 gegründet hat. Sechs Jahre zuvor war in Baden-Württemberg erstmals ein Landes-Geriatrie-Konzept entwickelt worden, das Alternativen zu „warm, sauber, satt" anstrebte. Die demografische Entwicklung zeigte, dass Gesellschaft und Politik die Augen nicht mehr vor Alter und damit einhergehenden Erkrankungen verschließen konnten.

Noch zu Drums Studienzeit wurde dem Thema Demenz eine halbe Seite im Psychiatrie-Buch gewidmet. Als Assistenzarzt in den Achtzigern lernte er, dass eine Unterversorgung des Gehirns mit Blut für die Verkalkung, damals Zerebralsklerose genannt, verantwortlich sei. Ende des Jahrzehnts wurde diese These verworfen und eine Eiweißstoffwechselstörung als Ursache für Alzheimer erkannt. Ein erstes Medikament kam auf den Markt, das den Verlauf verzögern konnte. Heute gibt es vier verschiedene Mittel, deren Wirkungskraft Paul Drum als bescheiden bezeichnet. „Es wird viel Geld in die Forschung gebuttert", sagt er, „ohne großen Erfolg."

Ausgereift hingegen sei die Diagnostik. In Gedächtnissprechstunden könne sauber abgeklärt werden, welche Form von Demenz bestehe, hinzu kämen Tests und Untersuchungen wie Computertomographie oder Nervenwasseruntersuchung. Als Hauptaufgabe des Geriaters sieht Paul Drum allerdings die ganzheitliche Betrachtung eines Patienten. Sie kommt zum Einsatz, wenn ein älterer Mensch aufgrund eines Sturzes in die Unfallchirurgie oder mit Lungenentzündung in die Innere Abteilung eingeliefert wird. Viele bringen Vorerkrankungen an Herz oder Niere mit oder auch die Diagnose Diabetes oder Demenz und häufig ein Arsenal an Tabletten, fünf bis zehn verschiedene am Tag.

„Ab achtzig sind die meisten gebrechlich", weiß der Spezialist und schmunzelt: „Marathonläufer in diesem Alter sind die Ausnahme." Er geht davon aus, dass ein Mensch heute maximal 120 Jahre alt werden kann. Ob er dement wird oder nicht, hänge von vielen Faktoren ab. „Meine Mutter", sagt Drum, „hat wahrscheinlich gesünder gelebt als ich." Sie war viel in Bewegung, arbeitete täglich in ihrem großen Garten. Verschont blieb sie deshalb nicht. Doch der Nervenarzt ist überzeugt, dass eine Demenz später einsetzt, wenn man das Gehirn vor schädigenden Einflüssen schützt. „Wer täglich eine halbe Flasche Wein trinkt, spürt erste Anzeichen vielleicht mit siebzig statt mit Neunzig", warnt er. Alkohol sei ein Gehirn- und Nervengift. Des Weiteren sollten Erschütterungen des Gehirns, wie zum Beispiel Boxer sie erfahren, vermieden werden. Bluthochdruck nennt er als eine weitere Risikoquelle, die durch frühzeitiges Erkennen und Behandeln minimiert werden könne. Diabetikern rät er, extremen Zuckerschwankungen vorzubeugen. Und insgesamt empfiehlt er natürlich eine gesunde Ernährung.

Wird Paul Drum zu einem Patienten gerufen, trifft er oft einen verwirrten Menschen an, der häuslichen Unfall und Operation nicht realisiert hat und sich in der ungewohnten Umgebung des Krankenhauses nicht zurechtfindet. „Eine OP ist Stress für den Körper, und das Gehirn gehört zum Körper", sagt der Arzt. Ebenso beeinflusse ein Infekt das Gehirn und könne für Verwirrung sorgen. Die Betroffenen reagierten dann oft wütend auf das Pflegepersonal, wollten sich von diesen „fremden Menschen" nicht anfassen lassen und nach Hause. Um sich ein Bild zu machen, klärt der Geriater die allgemeine Situation ab: Wo kommt der Patient her? Wie ging es ihm zu Hause? Was ist die Einschätzung der Angehörigen? Wie ist der Verlauf seiner Demenz? An was für anderen Erkrankungen leidet er? Welche Medikamente werden verabreicht? Sind diese alle sinnvoll? – Das sind nur einige Punkte.

Um für Menschen mit Demenz einen Krankenhausaufenthalt zu erleichtern, wünscht sich Drum „Rooming-in-Angebote für Angehörige wie in der Kinderklinik". Er erachtet es als äußerst wichtig, die Familie mit einzubeziehen, damit Betroffene ihren Alltag vertraut und ruhig erleben. „Der Tag entscheidet über die Nacht", weiß er aus Erfahrung. Das heißt, je harmonischer der Tag verlaufen ist, desto entspannter findet der Patient in den Schlaf. „Die meisten Dementen sind friedlich und lassen sich gut führen", betont Paul Drum. Aggressives Verhalten, das Menschen mit Demenz oft zugeschrieben werde, resultiere aus psychiatrischen Verhaltensstörungen wie Depressionen oder Wahnvorstellungen, die etwa bei jedem fünften Betroffenen auftreten und die medikamentös behandelt werden können. Oft habe er auch als positive Auswirkung von Demenz erlebt, dass depressive Menschen mit dem Vergessen ihr ständiges Grübeln aufgegeben und eine neue Leichtigkeit entdeckt haben.

Paul Drum weiß aufgrund seiner jahrzehntelangen Erfahrung und seines Einfühlungsvermögens vermutlich besser als viele andere, was Demente brauchen. „Zuwendung“, sagt er schlicht und hofft auf spezifische Weiterbildung für das Pflegepersonal in Kliniken sowie geschulte ehrenamtliche Helferinnen und Helfer, die einspringen, wenn keine Angehörigen zur Verfügung stehen. „Alles andere ist nicht bezahlbar“, sieht er es realistisch.

Dass der Umgang mit Dementen auch sehr schöne und humorvolle Momente mit sich bringt, lehrte ihn unter anderem die Alzheimer-Erkrankung seiner Mutter. Sieben Jahre lang lebte Elisabeth in einem Seniorenheim in der Pfalz, wo sie oft Besuch von ihren Kindern bekam. Sie fühlte sich wohl in ihrem Zimmer, das sie mit Mitbewohnerin Berta teilte, und am Tisch im Gemeinschaftsraum, wo sie jeden Tag, neben Berta sitzend, ihre Mahlzeiten einnahm. Als die Familie zu Besuch kam, fragte ein Sohn im Dialekt: „Mutter, kennst du's Berta?“ Elisabeth überlegte: „Einerseits kenn ich's, andererseits nicht.“

Adieu, Monsieur!

Christine Indlekofer, 1963 in Basel geboren, arbeitet als Fachkraft für Gerontopsychiatrie im Alten- und Pflegezentrum St. Anna in Karlsruhe. Dort leben in einem Wohnbereich dreißig Menschen mit Demenz. Zu jedem einzelnen könnte die Pflegerin eine Geschichte erzählen. Sie selbst wurde als junge Frau mit Anfang zwanzig erstmals mit Demenz konfrontiert – ihre Oma Rosina war betroffen.

Dreißig Jahre liegt es zurück, dass Rosina, damals Mitte achtzig, zu ihrer Tochter in Ferien kam. Ein freudiger Grund für ein Familientreffen, zu dem sich die drei Kinder einfinden und auch Enkelin Christine mit ihrem Freund. Er ist der Einzige am Tisch, den die Großmutter noch nicht kennt. Gemütlich sitzen alle beim Kaffee zusammen, doch Rosina ist irritiert. „Wer bist du?", fragt sie ihre erste Tochter. „Ja, wer bist du denn?", fragt sie die zweite. „Und wer bist du?", will sie von ihrem Sohn wissen. Liebevoll klären die Kinder sie auf, können die Mutter aber nicht wirklich beruhigen. Auf einmal bleibt ihr Blick an Christines Freund hängen: „Gott sei Dank!", ruft sie erleichtert und noch einmal: „Gott sei Dank! Heiner! Du bist da!" Der junge Mann mit den langen schwarzen Locken ruft etwas Vertrautes in ihr wach. Immer, wenn er da ist, berührt sie zaghaft seine Schulter oder hält seine Hand. Wer Heiner war, hat die Familie nie herausgefunden, vermutlich Rosinas Jugendliebe.

„Das Unterbewusstsein sucht einen Platz, wo es in Ruhe zu Ende leben kann", hat Christine Indlekofer beobachtet. Menschen mit Demenz müssten sich woanders hin schleichen, verkriechen, weil sie in dieser Welt nicht mehr zurechtkämen. Für ihre Großmutter war es eine vergangene Liebesgeschichte, die sie glücklich machte. Andere fühlten sich wohl, wenn sie ein erfülltes Arbeitsleben heraufbeschwörten. So erzählt Christine Indlekofer von einer Heimbewohnerin, die trotz ihrer neunzig Jahre und einer zierlichen Figur über enorme Kraft verfüge. „Sie hatte früher eine führende Position inne und mischt heute gerne die ganze Station auf“, lacht sie. Wenn Frau P. eine klare Ansage mache, trauten sich andere Bewohnerinnen nicht, zu widersprechen. „Wir müssen jetzt los!“, sagt Frau P. und drei bis vier Mitbewohnerinnen schließen sich ihr an und marschieren, mehr oder minder rüstig, hinter ihr den Gang entlang. „Wir müssen in den Keller“, lautet das Ziel. Marschieren, marschieren, marschieren. „Wo geht's in den Keller?“, fragt Frau P. eine Pflegerin und fordert: „Sie müssen mitkommen!“ – „Ich kann hier nicht weg.“ Marschieren, marschieren, marschieren. Frau P. noch immer voraus, die Mitbewohnerinnen im Gänsemarsch hinterher. Marschieren, marschieren, marschieren. Die Dringlichkeit wird größer: „Wo müssen wir lang?“ – „Wenn ich Zeit habe, begleite ich sie ein Stück“, sagt Christine Indlekofer, denn sie spürt, wie wichtig es der alten Dame ist, ihr Ziel zu erreichen. Die Dame fühlt sich verantwortlich für die kleine Gruppe, die sie anführt. „Ich verstehe“, sagt Christine Indlekofer anerkennend zu ihr, „Sie haben eine Riesenverantwortung zu tragen!“

Die Wertschätzung ihres Tuns ist für Menschen mit Demenz unentbehrlich, weiß sie. Ist Frau P. vom langen Gehen erschöpft, lädt Christine sie zu einer Tasse heißer Schokolade ein: „Kommen Sie, Sie haben genug gearbeitet! Wir machen jetzt eine Pause.“ Freudig nimmt Frau P. das Angebot an. Sie liebt Süßes, insbesondere Kakao.

Während die Frauen mit Frau P. marschieren, schieben die männlichen Bewohner am liebsten Stühle auf Rollen oder Rollatoren durch die Gegend oder lauschen Lausbubengeschichten von Max und Moritz. Einer, Herr F., lässt sich gerne bedienen. „Mach'sch mir ä Weckle!", so gibt er seine Bestellung bei Christine auf, obwohl er sich auch selbst noch ein Brot schmieren kann. „Das können Sie ebenso gut", wehrt sie ab. Er windet sich. „Ich schneide es auch klein", kommt sie ihm entgegen. „Und Sie streichen's auch!" – „Nein, das machen Sie!" Herr F. fügt sich, schmiert sein Brot, und Christine schneidet es in mundgerechte Stücke. Um ihm eine Freude zu bereiten, drapiert sie die Happen zu einem hübschen Muster auf dem Teller. Er strahlt: „Schön häsch des g'macht! Jetzt haue mir des Ding runter!"

Sie sind vergnüglich, die kleinen Anekdoten, die Christine Indlekofer zum Besten geben kann, selbst wenn sie sich um den bisweilen heiklen Bereich der Körperhygiene drehen.

So beobachtet sie, dass eine alte Dame nach jedem Essen ein Mentholbonbon lutscht. „Nehmen Sie das, um frischen Atem zu bekommen?", fragt sie. „Nein, nein", wehrt die Angesprochene ab, „wenn ich später zur Toilette muss, riecht's besser, wenn sie mich sauber machen müssen." Eine andere reißt regelmäßig ein paar Blätter Klopapier von der Rolle ab und überreicht sie feierlich Christine, die sie in den Waschraum begleitet hat. „Hier", sagt sie im Verschwörerton, „das ist für dich! Kauf dir was Schönes!" Die Pflegerin bedankt sich für das imaginäre Geld und nickt, als die Bewohnerin augenzwinkernd bittet: „Das bleibt aber unter uns." Eine weitere Frau liebt es, wenn Christine Indlekofer sie abduscht. „O Heiland, o Heiland, vielen Dank!", ruft sie manchmal vor Freude. Dann wieder spricht sie die Pflegerin direkt an: „Du bist so ein Wind, du Wind!“ Sie liebt den Wind, weiß Christine und erzählt von fantasievollen Gedichten mit selbst erfundenen Reimen und Wörtern, die sie in einem Singsang rezitiert: „Du Kind im Wind, du bist geschwind, im Schnee war der See, o du Gube, du Schlube …“

Christine Indlekofer freut sich an der Kreativität ihrer Schutzbefohlenen. „Es stimmt nicht“, sagt sie, „dass Menschen mit Demenz nichts mehr dazulernen können.“ So habe eine Bewohnerin, die ständig auf Achse war, ihre Ruhe gefunden, indem sie zu stricken begann. Eine bis anderthalb Stunden könne sie sich jetzt mit der Handarbeit beschäftigen und fertige wunderschöne Schals. Der Pflegerin ist bewusst, dass es für sie als neutrale Person, die nach sechs Stunden im Annahaus wieder nach Hause geht, einfacher ist, geduldig zu sein und immer wieder Anregungen zu geben. „Doch wenn es einem als Angehörigen gelingt, sich neu auf den Menschen einzulassen“, hat sie erkannt, „kann man noch eine sehr gute Zeit zusammen erleben.“

Und manchmal erfährt man sogar Geschichten, über die nie zuvor gesprochen wurde. So erzählt eine alte Dame, die während der Besatzungszeit eine Liebelei mit einem französischen Soldaten hatte, gerne und oft: „Voulez-vous se promener dans la grande Baumallee? – Non, Monsieur, ce ne peut pas être parce que maman sitzt am fenêtre. Schaut mit ihren blauen yeux hernieder auf uns deux. Drum, non, Monsieur, adieu!“

Ich will noch einen Mann finden!

Fotojournalist Michael Hagedorn (Jahrgang 1965) ist Mit-Initiator und Co-Organisator der preisgekrönten Demenzkampagne „Konfetti im Kopf". 2005 startete er ein einzigartiges Langzeitprojekt, für das er Menschen mit Demenz fotografiert. Sein Ziel ist es, Öffentlichkeit zu schaffen und diese Menschen in die Gesellschaft zu integrieren.

„Smiet ihn ruut!" – „Schmeiß ihn raus!" Die alte Dame im schleswig-holsteinischen Rendsburg reagierte resolut auf den Mann, der in der Hausgemeinschaft auftauchte und fotografieren wollte. „Sie sagte das halb im Spaß und halb im Ernst", erzählt Michael Hagedorn und ist sich bewusst, dass er mit seiner Arbeit eine „wichtige ethische Frage" aufwirft: Können Menschen mit Demenz entscheiden, ob sie fotografiert werden wollen oder nicht? Die Antwort kann nicht eindeutig ausfallen, und es bedarf der Absprache mit Angehörigen und Betreuern, vor allen Dingen aber Vertrauen. „Beziehungsarbeit" nennt der Fotograf das und besucht seine „Modelle" regelmäßig, manche seit mehr als acht Jahren. Daraus haben sich persönliche Beziehungen und Freundschaften entwickelt. „Die Dame in Rendsburg", lacht er, „lässt sich mittlerweile mit Vorliebe fotografieren."

Die Idee, Menschen mit Demenz zu porträtieren, entwickelte sich aus der beruflichen Auseinandersetzung mit Alter und Tod. „Die ersten Begegnungen waren ein Augenöffner", erinnert Hagedorn. Das Bild, das er bis dahin von Dementen hatte, war durch die Medien geprägt. Im persönlichen Kontakt entstand der Wunsch, neue Bilder zu schaffen: „Es war und ist ein Herzensprojekt!"

Menschen mit Demenz zu fotografieren, kann auch auf Misstrauen stoßen. „Ich habe ein gutes Gefühl und ein reines Gewissen mit dem, was ich tue.“ Daran, wie die Menschen auf ihn reagieren, sieht er, ob er erwünscht ist oder nicht. Manche lächeln, andere kokettieren. Eine Zustimmung, hat er beobachtet, ist auf vielerlei Ebenen möglich. Die Gesellschaft, glaubt Hagedorn, neige dazu, alle über einen Kamm zu scheren. „Das ist ein großes Drama für die Betroffenen“, erkennt er und engagiert sich mit seinen Fotografien und seiner Arbeit bei „Konfetti im Kopf“ für einen Bewusstseinswandel.

Wie schön das Leben auch mit Demenz sein kann, hat Michael Hagedorn von Frieda gelernt, die er seit achteinhalb Jahren begleitet. Die alte Dame wohnt in einem kleinen Dorf in Süddeutschland in der Nähe des Bodensees. Vor mehr als neun Jahren kam sie in eine Gastfamilie mit kleinen Kindern. Bei seinen ersten Besuchen erlebte Hagedorn Frieda als sehr zurückgezogen und in sich gekehrt. Am liebsten saß sie für sich alleine, beschäftigte sich mit einer Handarbeit oder löste Kreuzworträtsel. „Das kann sie heute nicht mehr“, weiß der Fotograf, doch „Oma Frieda“, wie die Kinder sie nennen, sei regelrecht aufgeblüht. Erkenne sie ihn, komme sie ihm freudig entgegen. Sie spiele mit den Kindern im Garten, schaukle oder fahre Karussell auf dem Spielplatz. „Sie hat eine große Lebensfreude, und das strahlt sie aus“, schildert er.

In Lörrach lernte der Journalist Werner Leypoldt kennen. In einem Alzheimer-Therapie-Zentrum kam der ehemalige Firmeninhaber erstmals mit Pinsel und Farbe in Berührung und war sofort von Malleidenschaft gepackt. Er experimentierte mit verschiedenen Formen und Materialien, entschied sich für Leinwand und Acryl und malte binnen eines Jahres über 160 Bilder. „Es brach wie eine Urgewalt aus ihm heraus", ist Michael Hagedorn noch immer begeistert und lobt den eigenen Stil Werner Leypoldts und die hohe künstlerische Qualität seiner Arbeiten. Eine gemeinsame Ausstellung, Fotografien von Hagedorn und Malerei von Leypoldt, sorgte für Öffentlichkeit. „Was für Talente schlummern in jedem!", stellt Michael Hagedorn fest.

Für ihn selbst war schnell klar, dass er seine Bilder nicht in Galerien oder Museen, sondern im öffentlichen Raum zeigen will. Großformate auf der Straße, die auf angenehme Weise konfrontieren, die zeigen: Menschen mit Demenz sind wie du und ich, man kann mit ihnen lachen, Musik machen und vieles mehr. Neben aufwendigen Städtekampagnen setzt „Konfetti im Kopf" auf die „Konfetti-Cafés", zwei Pilotprojekte in Hamburg. Hier treffen sich Alt und Jung, Demente und Nicht-Demente zum Kaffee, zum gemeinsamen Musizieren oder Malen. „Demenz ist drin, steht aber nicht drauf", beschreibt Hagedorn das erfolgreiche Konzept, mit dem Berührungsängste abgebaut werden. „Es genügt nicht, wenn einmal die Woche der Kindergarten zu Besuch ins Altenheim kommt", sagt er und betont, wie wichtig es sei, Beziehungen aufzubauen. Er wünscht sich, dass Menschen mit Demenz in die Gesellschaft integriert werden und dass die Aufklärungsarbeit von ihm und „Konfetti im Kopf" eines Tages überflüssig wird: „Meine Vision ist es, dass die Menschen selbstverständlicher miteinander umgehen." Dazu zählt für ihn auch ein bewusster Umgang mit der Sprache und er bittet darum, von „Menschen mit Demenz" oder „Menschen, die mit Demenz leben" zu sprechen.

Aufgrund seiner vielen Begegnungen – „fast 500" – fürchtet sich Michael Hagedorn weder vor dem Alter noch davor, selbst einmal dement zu werden. „Ich sehe das auf eine unaufgeregte und angstfreie Weise“, sagt er. Noch gilt er in den Einrichtungen, die er besucht, als junger Mann, den die Damen gerne umflirten. Taucht er in einer Wohngemeinschaft oder auf der Station eines Pflegeheims auf, steht er sofort im Mittelpunkt des weiblichen Interesses. Einladend hält ihm eine Seniorin den Arm zum Einhaken hin, um gleichzeitig huldvoll zu kokettieren: „Eigentlich sind Sie ja zu alt für mich!“ Wenn Menschen mit Demenz sein dürften, wie sie sind, hat Hagedorn beobachtet, fühlten sie sich gut und mitten im Leben stehend. Eine Dame, fällt ihm auf, kleidet sich stets extravagant und farbenfroh. Als er ihr ein Kompliment für ihren außergewöhnlichen Stil macht, klärt sie ihn auf: „Ich will noch einen Mann finden.“

Das trägt man jetzt so!

Cornelia (42) arbeitet als Hauswirtschaftliche Helferin bei der Caritas, dem größten Wohlfahrtsverband Deutschlands, und betreut Menschen mit Demenz. Bei ihren Hausbesuchen erlebt sie die guten und schlechten Momente ihrer „Kunden" und hat gelernt, kleine Missgeschicke mit Humor zu nehmen.

In ihrem Geldbeutel bewahrt Cornelia nicht nur Familienfotos auf, sondern auch ein Passbild von Marga, apart und gepflegt, eine Dame wohl um die sechzig. „Da war sie schon achtzig", korrigiert Cornelia fast ein bisschen stolz und berichtet von ihrem ersten Einsatz als Hauswirtschaftliche Helferin für Menschen mit Demenz. Bereits beim Kennenlernen in einem Café war sie von Marga, der „interessanten und tollen" Frau beeindruckt. Marga war stilvoll gekleidet, trug Make-up und Pumps und erzählte von ihren Erlebnissen als Senior-Model. Mit über sechzig hatte sie angefangen, Mode auf dem Laufsteg vorzuführen.

„Als sie mich nach mehreren Treffen zum ersten Mal in ihr Haus einlud, war ich von ihrem Kleiderschrank beeindruckt", erinnert sich Cornelia. Die Gespräche hatten Vertrauen aufgebaut, und Marga freute sich über die regelmäßigen Besuche der jungen Frau, die stets mit ihrem Baby kam. Während Cornelia wusch, bügelte, aufräumte und putzte, wiegte Marga das kleine Mädchen in ihren Armen. „Sie hat mich aber nie bei meinem Namen genannt", sagt Cornelia, „ich war immer nur die Frau mit Kind."

Auch nachdem Marga mit 75 den Model-Job an den Nagel gehängt hatte, sorgte sie sich noch immer sehr um ihr Äußeres. Im Sommer bräunte sie sich im Liegestuhl auf dem Balkon („sie war eine Sonnenanbeterin“), wählte ihre Kleidung sorgfältig aus, schminkte sich täglich. „Der Lidstrich saß zwar nicht mehr da, wo er hingehörte, doch er musste sein“, schmunzelt Cornelia. Umso erschrockener war sie, als Marga eines Tages statt eines Seidenschals ein Geschirrtuch um den Hals gebunden hatte. „Kommen Sie, wir nehmen das ab und suchen im Schlafzimmer nach einem passenden Halstuch!“, schlug Cornelia vor, doch Marga wehrte energisch ab. Schließlich war sie es, die etwas von Mode verstand, und das Küchentuch war todschick! „Das trägt man jetzt so“, behauptete sie. Kurze Zeit später verließ sie das Haus in einem Nachthemd, im Glauben, sie trüge ein hübsches Kleid. Als Cornelia sie darauf ansprach, wurde sie wütend.

Ihr Leben lang war Marga selbstbestimmt gewesen, hatte ein kleines Geschäft geführt, fünf Kinder großgezogen, ihren Mann bis zu dessen Tod gepflegt, allen Widerständen getrotzt. Ging es ihr nicht gut, konnte sie dies geschickt verbergen. „Sie war eine grandiose Schauspielerin“, erkannte Cornelia.

Es dauerte eine Weile, bis Cornelia bemerkte, dass Marga nicht nur zum Mittagessen ins Gasthaus ging, sondern dort auch regelmäßig Flaschen mit Hochprozentigem kaufte. Cornelia stellte den Wirt zur Rede. Überhaupt spann sie ein Netz von Eingeweihten, die sie informierten, wenn Marga mal wieder barfuß und im Schlafanzug im Dorf unterwegs war. Die Kolleginnen, die der alten Dame jetzt täglich Essen auf Rädern brachten, erstatteten ihr Bericht, denn Cornelias Dienstplan sah nur dreimal die Woche einen Besuch bei Marga vor. Schließlich stolperte sie über Teller mit Essensresten vor der Tür. „Ich füttere die Katzen“, erklärte Marga. Doch Cornelia wusste: „Die Katzen waren Ratten.“

Mittlerweile lebt Marga in einem Pflegeheim. Cornelia hat neue „Kunden", wie sie ihre zu Betreuenden nennt. Um 7.30 Uhr fängt ihr Arbeitstag an: Frühstück zubereiten für eine Hundertjährige, Wohnung putzen für eine Bettlägerige … Wichtig sei, immer an den gleichen Wochentagen zur gleichen Uhrzeit zu erscheinen. „Menschen mit Demenz brauchen Routine", weiß Cornelia.

So auch Günther, der unter der Woche alleine lebt, da seine Partnerin auswärts arbeitet. Er empfängt ungern Besuch, denn wie soll er wissen, ob es ihm gelingt, pünktlich korrekt angezogen zu sein. Es sei ihm peinlich, wenn er in langen Unterhosen und T-Shirt über dem Pullover angetroffen werde. „Demente haben richtig viel zu tun", hat Cornelia beobachtet. Jede auszuführende Tätigkeit dauere lange und wolle wohlüberlegt sein. Die Strategien, die Betroffene entwickeln, beeindrucken sie.

Günther sind allerdings auch die vielen Merkzettel, die überall in der Wohnung kleben, keine Hilfe mehr. Doch wenn Cornelia klingelt, weiß er, es ist Morgen, und schnell verstaut er die Kochutensilien, mit denen er sich soeben das Mittagessen zubereiten wollte. Wenn die Hauswirtschafterin kommt, ist Frühstückszeit. Während sie putzt, ist der End-Sechziger mitteilsam, durchlebt noch einmal den Hunger der Nachkriegszeit, das Wühlen nach Kartoffeln auf dem Acker und echauffiert sich über den heutigen Überfluss. Nichts darf Cornelia wegschmeißen, auch nicht verschimmeltes Brot. Dann ist er sich seines Zustands wieder bewusst, beklagt, dass er die Spülmaschine nicht mehr bedienen kann oder dass Flecken auf dem Boden sind, weil er etwas verschüttet hat. Es ist ihm unangenehm, dass Cornelia seine Unterwäsche bügelt. „Das mache ich doch gerne für Sie", beruhigt ihn die Hauswirtschafterin.

Und Günther reagiert glasklar: „Das machen Sie für meine Lebensgefährtin, ich habe nämlich noch nie gebügelt."

„Tagesformabhängig", so bezeichnet Cornelia die Begegnungen mit ihren „Kunden" und spielt damit sowohl auf ihre eigene Situation als auch auf die der älteren Damen und Herren an. „Bisweilen stoße ich an meine Grenzen", gesteht sie, macht sich dann aber wieder bewusst, auf was es ankommt: „Im Moment leben! Sich Zeit lassen! Nie hektisch werden! Die Dinge mit Humor nehmen!" Für Cornelia sind das nicht nur leere Worte, sondern Alltag. Sie ist Mutter eines 16-jährigen autistischen Sohnes, bei dem sie „immer gucken muss, wie es ihm geht". Von ihm lerne sie am meisten, sagt Cornelia.

Ihre Erfahrungen bringe sie in ihre Arbeit mit Menschen mit Demenz ein. „Meine Stärke ist es, ohne Worte zu erspüren, wie jemandem zumute ist", weiß sie. Die gelernte Schlosserin, die durch ihre Tätigkeit in einer Behindertenwerkstatt zur Betreuung von Menschen mit Behinderung kam, kann sich keine andere Aufgabe mehr vorstellen: „Diese Arbeit erfüllt mich", sagt sie zufrieden.

Späte Fundstücke

Lange hatten Anna und ihre Geschwister versucht, ihrer dement gewordenen Mutter Olga (84) das Leben zu Hause zu ermöglichen. Nach einem schweren Sturz der Mutter war die Familie froh, einen Platz in einem nahe gelegenen Pflegeheim zu bekommen. Dort lebte Olga noch fast zwei Jahre.

Anna sah sich um: mit wie viel Liebe und Bedacht hatte sie vor knapp zwei Jahren dieses Zimmer eingerichtet – dabei musste damals alles ganz schnell gehen. Nach Oberschenkelhalsbruch mit Krankenhausaufenthalt war es so weit gewesen: Ein Umzug der mittelschwer dementen Mutter ins Pflegeheim war unausweichlich.

Anna hatte gerahmte Fotos und einige Bilder ausgewählt, ein paar zerschlissene, aber geliebte alte Kissen, und hatte die heimische Tischdecke mitgebracht. Das Bett hatte sie mit vertrauter Bettwäsche bezogen, großen Blüten auf lavendelfarbenem Grund statt des einheitlichen Weiß; diese Handhabe hatte sie extra mit der Heimleitung abgesprochen.

So erinnerte das Zimmer im Pflegeheim an die Wohnung, in der ihre Mutter fast 45 Jahre lang gelebt hatte. Ob die Mutter das auch fand? Besucher erkannten sofort Annas Bemühen, den einstigen Haushalt in dem Zimmer abzubilden, bei Olga selbst war sich Anna gar nicht so sicher. Die Mutter spürte wahrscheinlich, dass es eben doch nicht die alte Umgebung war. Würde sie es als „Mogelpackung“ erst recht ablehnen? Über diese Frage zerbrach sich Anna den Kopf. Aber wie so oft nahm die Gegenwart einen ganz anderen Verlauf, und die Frage stellte sich kaum, denn tatsächlich hielt sich Olga nach der Eingewöhnung hauptsächlich im

Gemeinschaftsbereich der Demenzstation auf. Und die Abwechslung in dieser Gemeinschaft hatte ihr sichtlich gutgetan: Zu Hause hatte sie kaum mehr das Bett verlassen wollen, im Pflegeheim war sie spürbar vitaler geworden.

Vor drei Tagen war Olga gestorben, während eines kurzen Krankenhausaufenthaltes, in einer friedlichen Sommernacht. Die Familie befand sich nun mitten in all den Formalitäten, die das Sterben umgeben. Anna war ins Pflegeheim gekommen, um das Zimmer ihrer Mutter auszuräumen. Eine Arbeit, die einfach getan werden musste. Schließlich war es für denjenigen, der nun hier einziehen sollte, genauso dringend, wie es für ihre Mutter vor zwei Jahren gewesen war. Anna nahm sich fest vor, die nächsten Stunden, die sie mit der absurden Arbeit des Zusammenpackens beschäftigt war, nicht so viel zu denken, nicht so vielen Erinnerungen nachzuhängen, einfach zu machen.

Der Tod der Mutter war etwas plötzlich gekommen, aber bei einem Menschen, der weit über achtzig ist, seit einigen Jahren dement und pflegebedürftig, war er natürlich nicht wirklich unerwartet gewesen. Ein langer Abschied in kleinen Portionen, der sich eigentlich seit Beginn der Demenz ganz langsam vollzogen hatte. Wenn der Abschied dann endgültig und unwiderruflich ist, wühlt uns das trotzdem auf, dachte Anna. Dieser letzte Lebensabschnitt hatte ihrer Mutter, fand sie, sogar ein wenig mehr freundliche Ausgeglichenheit gegeben als andere Phasen ihres Lebens, in denen der große Haushalt oder die Verantwortung für eine personenreiche Familie auf ihr lasteten.

Anna stopfte die Kissen in eine große Plastiktüte. Für die Kleidungsstücke hatte sie zwei alte Koffer mitgebracht: mehrere

Strickjacken, alle in Rot, fanden darin Platz. Olga hatte leuchtendes Rot so geliebt. Vielleicht auch deshalb, weil sie so leichter sich und ihre Sachen erkennen konnte? Als Anna auch das rote Hütchen, über das sie eigentlich immer ein wenig gelächelt hatte, aus dem Schrank nahm, musste sie innehalten. Sie dachte daran, dass die Mutter mit diesem Hut und im roten Mantel vor einigen Jahren sogar einmal auf eine Beerdigung gegangen war. Ihre Mutter, die ihr Leben lang angemessen gekleidet gewesen war, als weithin strahlender roter Tupfer in einer öffentlichen grauschwarzdunkelbraunen Trauergesellschaft! Was für ein befremdlicher Anblick! Damals war ihr Zustand noch nicht so offensichtlich gewesen, und Anna und ihre Geschwister hatten sich im Nachhinein verständlicherweise ein paar kritische Kommentare anhören müssen ... Heute musste Anna bei dem Gedanken an die Beerdigungsszene fast lachen.

Die Zeit, in der die Mutter wunderlich geworden war und die Familie das noch nicht einordnen konnte, war die schwierigste gewesen. Aber das war lange her. Wie lange? – Das Handy, das Anna auf dem Nachttisch abgelegt hatte, signalisierte ihr den Eingang einer SMS. Wie gut, so konnte Anna sich aus den flutenden Erinnerungen wieder herausreißen. Schließlich war noch einiges zu tun, sie hatte ein paar leere Umzugskartons mitgebracht.

Die Utensilien aus dem Badezimmer sammelte sie möglichst schnell ein – nicht nachdenken. Zwei Lippenstifte waren dabei, Olga war fast nie ohne Lippenstift unterwegs gewesen. Anna faltete die Tischdecke zusammen, die Nachttischlampe wickelte sie in Zeitungspapier, dann waren da die Zeitschriften, Kreuzworträtselhefte, die Fotoalben, die Puppe. Hier und da Pralinen, Bonbons.

Die Mutter hatte immer gerne Süßes genascht. Ohrclips, Blumenvasen. Alles musste eingepackt werden. Servietten, überall fand sie Papierservietten. Wieder drohte eine Gedankenwelle, Anna in ihrem Tun aufzuhalten, denn beim Anblick der bunt bedruckten Papierservietten musste sie an die demenzielle Kleptomanie denken, die Olga in den letzten Jahren zunehmend an den Tag gelegt hatte. Anna hätte fast zu kichern begonnen. Mit Servietten war das ja relativ unproblematisch gewesen, auch mit Werbeprospekten am Infostand eines Möbelhauses, mit Zuckerstückchen, Kaffeesahne in den kleinen Portionspackungen oder Strohhalmen an einer Raststätte. Als die Mutter aber einmal alle ausgelegten Zeitschriften aus dem Wartezimmer des Neurologen mitgehen lassen wollte, da hatte sich Anna etwas einfallen lassen müssen.

Am ehesten ließ sich eine derartige Situation mit einem Ablenkungsmanöver lösen, denn es hätte zu lauten Protesten geführt, der Mutter die Zeitschriften sofort wieder abzunehmen. Es war ja schließlich auch kaum zu begreifen, dass das Leben einen irgendwann die Rollen tauschen lässt und Kinder der Mutter sagen, was sich gehört; schließlich war es früher „immer" umgekehrt: Die Mutter vermittelte den Kindern, was man darf und was man nicht darf; dass man sich vielleicht an der gedeckten Kaffeetafel bei den Großeltern ein Zuckerstückchen stibitzen darf, bevor alle sitzen, dass man aber an der Kasse im Supermarkt keinen Kaugummi nehmen darf.

Die Zeitschriften vom Wartezimmertisch hatte Anna erst mal in der Tasche belassen, inständig hoffend, dass niemand sie darauf ansprechen würde. Das Wartezimmer war glücklicherweise nicht sehr besetzt an dem Tag. Sie begann, sich über etwas anderes mit ihrer Mutter zu unterhalten. Nach einer Weile bat sie dann: „Darf ich mal kurz ein Taschentuch oder eine Papierserviette aus deiner Tasche haben? Da sind bestimmt noch welche drin." Bereitwillig gab Olga ihr die Tasche, Anna wühlte offensichtlich, legte ganz nebenbei die Zeitschriften auf den Stuhl neben sich und sprach so intensiv mit ihrer Mutter über die Servietten, dass diese die Zeitschriften ganz vergaß.

Manchmal gingen solche Manöver gründlich schief, manchmal gelangen sie. Spannend war es jedenfalls immer gewesen ...

Anna sah auf die Uhr und ermahnte sich selber, mit dem Packen weiterzumachen. Sie würde einige Male zwischen Zimmer und Auto hin- und hergehen müssen. Da waren noch die Bücher, die CDs und der Fernseher – dessen Programm Olga seit geraumer Zeit gar nicht mehr interessierte, obwohl sie bis vor einigen Monaten noch sehr viel ferngesehen hatte. Anna fragte sich, ob Olga eines Tages vielleicht gar nicht mehr gewusst hätte, was das für ein Gerät ist?

Bald würde es Abendessen auf der Station geben, und Anna wollte unbedingt vorher fertig sein. Sie trug die letzte der Umzugskisten nach unten und kam noch einmal in den Raum, um nachzusehen, ob sie nichts vergessen hatte. Das Zimmer sah jetzt richtig nackt aus ohne all die „Zutaten", die ihn wohnlich und persönlich gemacht hatten. Anna wollte sich endgültig losreißen, den Raum hinter sich lassen, aus dem sie sich regelmäßig so aufmunternd verabschiedet hatte. Da fiel ihr Blick auf den schmalen Garderobenschrank. Sie öffnete die Türe, richtig, beinahe hätte sie den Daunenanorak vergessen! Den hatte sie Olga vor drei Jahren selbst gekauft. Sie hatte damals lange gesucht, bis sie etwas in intensivem Rot gefunden hatte. Olga hatte die rote federleichte Winterjacke auch sofort als ihre angenommen und oft getragen. Anna griff nach dem Kleidungsstück und wunderte sich im selben Moment darüber, dass es ungewohnt schwer in der Hand lag. Dann sah sie die ausgebeulte Tasche auf der rechten Seite, was mochte darin sein?

Sie fasste hinein und fand – mindestens ein Pfund lose Würfelzuckerstückchen und mehrere Lippenstifte. Jetzt schossen ihr die Tränen in die Augen.

Und ihr wurde schlagartig klar, warum in ihrer eigenen Handtasche auch fast immer zwei Lippenstifte zu wohnen schienen ... „Besser Lippenstifte als Würfelzucker", dachte Anna.